関節リウマチにおける

メトトレキサート（MTX）使用と診療の手引き

日本リウマチ学会 MTX 診療ガイドライン小委員会／編

一般社団法人
日本リウマチ学会

2023年版

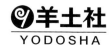

改訂版発刊に際して

　日本リウマチ学会では，関節リウマチ薬物治療におけるアンカードラッグであるメトトレキサート（MTX）の使用にあたって，日常診療の指針となるべく情報を発信してきた．日本リウマチ学会MTX診療ガイドライン策定小委員会（現・MTX診療ガイドライン小委員会）は，2010年9月にMTX診療ガイドラインを作成，その後，MTX承認用量が週8mgから16mgへ増量されたのを機に2011年に「関節リウマチ治療におけるメトトレキサート（MTX）診療ガイドライン」として出版し，添付文書の改訂などを経て，2016年にはガイドラインの改訂版が作成されて今日に至っていた．この間，MTXに関するエビデンスの集積は進み，関節リウマチを取り巻く診療環境も大きく変化するなかで，それら最新の情報を組み入れた改訂版の発行が求められていた．一方，MTXにおいては，その用量や安全性上のシグナルなど，国内外のエビデンスギャップが大きいことを考慮しなければならない．したがって，今回の改訂では，多くの国外エビデンスが評価対象となるGRADE法によるガイドライン作成ではなく，エキスパートオピニオンを中心とした従来通りの方法を踏襲して作成することが委員会で決定された．このため，従来のガイドラインという名称ではなく，今回の改訂にあたっては，より適切な名称として，『手引き』を採用した．その内容は，関節リウマチ診療の経験豊富なエキスパートによる意見や検討・討議の結果が反映され，随所に文言として表現されている．時代の要請に応えるためできる限り多くの情報を収集し，かつ日本における診療実態やエビデンスを考慮されて完成まで漕ぎ着けた，大変なご苦労が伺われる．亀田小委員会委員長を中心に各委員の御努力にあらためて感謝を申し上げたい．誰一人として同じ経過を辿るものはないくらい多様な治療反応性や安全性を示す薬物治療のなかで，アンカードラッグとしてのMTXの位置づけは数十年間揺るぎないものがある．この「関節リウマチにおけるメトトレキサート（MTX）使用と診療の手引き」が，先生方のよりよい関節リウマチ治療実現に向けての一助となることを願って止まない．

　2023年1月

一般社団法人 日本リウマチ学会
理事長　竹内　勤

2016年改訂版発刊に向けて

　本ガイドラインは，2011年4月に発刊された診療ガイドラインの改訂版です．関節リウマチ（rheumatoid arthritis：RA）の治療におけるメトトレキサート（methotrexate：MTX）の役割については，ここであらためて説明するまでもないでしょう．現在使用できる抗リウマチ薬のなかで，最も高い有効率，継続率，関節破壊進行抑制効果を有し，生活機能の改善と生命予後改善効果をもっています．RAに対する目標達成に向けた治療（treat to target：T2T）の概念が世界的に受け入れられつつあり，生物学的製剤を常に考慮しなければならない状況のなかで，MTXの重要性はますます強調されてきています．日本リウマチ学会の「関節リウマチ診療ガイドライン2014」のなかでも，MTXは活動性RA患者に対する第一選択薬として位置づけされています．さらに，日本リウマチ学会からの研究報告書に基づき，2011年2月に成人用量について16 mg/週までの拡大が承認され，寛解をめざし効果を最大限発揮するまで，できる限り早く増量することの必要性が強調されつつありました．

　しかし，現実には16 mg/週までの増量を達成しようとしても，消化器症状や肝障害など用量依存的な副作用が前面に出て，多くの患者でより少ない量で留まる状況が経験されるようになりました．また，頻度は多くないもののMTX誘発性肺障害やそれとの鑑別が必要なニューモシスチス肺炎の誘発も，臨床上の重要な問題となっています．一方，リンパ増殖性疾患の発症がわが国では諸外国の報告に比べて多いのではないかと懸念されており，現在，日本リウマチ学会として全国規模の調査研究を進めているところです．このように効果を期待しつつ副作用を懸念しなければならないMTX治療ですが，薬効と副作用をどのようにモニタリングしていくかの国際的なスタンダードがあるわけではありません．

　これらを考え合わせると，RA診療のなかで最も基本的で多用されているMTXですが，誰もが簡単に処方してよいものではないことがわかります．わが国における問題点を理解したうえで，できる限りの副作用対策を構築し，その意味と対応について患者一人ひとりに理解していただき，慎重に投与することの重要性を再確認することが必要と考えます．本ガイドラインがわが国のリウマチ診療のさらなる向上に寄与することを祈念いたします．

　2016年8月

一般社団法人 日本リウマチ学会
理事長　山本一彦

初版発刊の辞

　このたび，日本リウマチ学会より『関節リウマチ治療におけるメトトレキサート診療ガイドライン』が発刊されることになりました．しかし，ここに至るまでには長い道程がありました．

　わが国でMTXが関節リウマチ（RA）の治療薬として承認されたのは，アメリカに遅れること10年の1999年でした．しかし，MTXの使用はあくまで1つ以上の抗リウマチ薬に抵抗性の場合のみであり，第一選択薬剤としては認められませんでした．最大承認用量が8 mg/週でしたが，MTXの有効性は用量依存的であること，欧米では25 mg/週まで使用可能なことより，すでに2002年には日本リウマチ学会からMTX承認用量拡大の要望書が厚生労働省に提出されています．しかし2007年になり，医薬品医療機器総合機構（PMDA）から「公知申請は認めず，二重盲検比較試験を実施すべきであり，一般臨床試験は認めない」との見解が出されました．

　しかし，有効性と安全性について十分な知見のあるMTXの臨床試験をいまさら行うことは倫理的に問題があると考え，2008年6月に小池隆夫理事長（当時）および私（当時リウマチ性疾患治療薬検討委員長）が厚生労働省安全対策課課長と面談した結果，日本リウマチ学会よりMTX増量時の有効性および安全性に関する十分なエビデンス（第三者の解析による）が提出されれば，公知申請も含めて前向きに検討するという回答を得ました．このため，IORRA（東京女子医科大学膠原病リウマチ痛風センター），REAL（東京医科歯科大学薬害監視学），NinJa（国立病院機構）の各データベースおよびエタネルセプト市販後全例調査のデータのさらなる統計学的解析を行うこととし，その解析は情報解析研究所に依頼しました．

　2008年11月，日本リウマチ学会は「MTXの週8 mgを超えた使用の有効性と安全性に関する研究：日本の3つのRA患者のコホート（IORRA, REAL, NinJa）研究とエタネルセプト市販後全例調査のデータベースの解析」という研究報告書（全117ページ）を厚生労働省安全対策課および医薬品医療機器総合機構に提出し，「MTXは必要に応じて週16mgまで増量することにより，RA治療の有効性は向上し，安全性には有意の変化は認められない」という具体的な結論を提示しました．これによって，2009年9月よりワイス株式会社（当時；現ファイザー株式会社）による公知申請が開始され，最終的に2011年2月に成人用量拡大が承認されるに至ったというわけです．

　RAの治療において，世界的にMTXは"アンカードラッグ"として位置づけられています．これからはわが国においても8 mg/週を超える治療が可能になり，日本のRA患者の治療成績が向上することが期待されます．しかし，その一方で，適正使用が行われないと重篤な有害事象が発生する可能性も否定できません．本ガイドラインは，現存する国内外のエビデンスを解析した上で策定されたものであり，わが国でのリウマチ診療においてMTXを適正に使用する"よすが"となることを期待してやみません．

　2011年2月

一般社団法人 日本リウマチ学会
理事長　宮坂信之

目次

関節リウマチにおける
メトトレキサート(MTX) 使用と診療の手引き
2023年版

略語一覧

略語	フルスペル	和訳
ABT	abatacept	アバタセプト
ACPA	anti-citrullinated peptide/protein antibody	抗シトルリン化ペプチド / 蛋白抗体
ACR	American College of Rheumatology	米国リウマチ学会
ADA	adalimumab	アダリムマブ
ALP	alkaline phosphatase	アルカリホスファターゼ
ALT	alanine aminotransferase	アラニンアミノトランスフェラーゼ
AST	aspartate aminotransferase	アスパラギン酸アミノトランスフェラーゼ
BALF	bronchoalveolar lavage fluid	気管支肺胞洗浄液
BAR	baricitinib	バリシチニブ
BUC	bucillamine	ブシラミン
BUN	blood urea nitrogen	血中尿素窒素
CCP	cyclic citrullinated peptide	シトルリン化ペプチド
Ccr	creatinine clearance	クレアチニン クリアランス
CDAI	clinical disease activity index	
COPD	chronic obstructive pulmonary disease	慢性閉塞性肺疾患
Cr	creatinine	クレアチニン
CRP	C-reactive protein	C 反応蛋白質
csDMARD(s)	conventional synthetic disease-modifying antirheumatic drug(s)	従来型合成抗リウマチ薬
CYA	cyclosporin A	シクロスポリンA
CZP	certolizumab pegol	セルトリズマブ ペゴル
DAS28	28-joint count disease activity score	
DLBCL	diffuse large B cell lymphoma	びまん性大細胞型 B 細胞リンパ腫
DMARD(s)	disease-modifying antirheumatic drug(s)	疾患修飾性抗リウマチ薬
eGFR	estimated glomerular filtration rate	推算糸球体濾過量
ESR	erythrocyte sedimentation rate	赤血球沈降速度
ETN	etanercept	エタネルセプト
EULAR	The European Alliance of Associations for Rheumatology	欧州リウマチ学会
FIL	filgotinib	フィルゴチニブ
GFR	glomerular filtration rate	糸球体濾過量
GGO	ground glass opacity	すりガラス陰影
GLM	golimumab	ゴリムマブ
HAQ-DI	health assessment questionnaire-disability index	健康評価質問表を用いた機能障害指数
HBc 抗原	hepatitis B core antigen	
HBe 抗原	hepatitis B envelope antigen	
HBs 抗原	hepatitis B surface antigen	
HBV	hepatitis B virus	B 型肝炎ウイルス
HCV	hepatitis C virus	C 型肝炎ウイルス
HRCT	high resolution CT	高分解能 CT
IFN γ	interferon gamma	インターフェロンγ

略語	フルスペル	和訳
IFX	infliximab	インフリキシマブ
IGRA	interferon gamma release assay	インターフェロンγ遊離試験
IGU	iguratimod	イグラチモド
IL	interleukin	インターロイキン
JAK阻害薬	janus kinase inhibitor	ヤヌスキナーゼ阻害薬
JCR	Japan College of Rheumatology	日本リウマチ学会
KL-6	Krebs von den Lungen-6	
LDH	lactate dehydrogenase	乳酸脱水素酵素
LEF	leflunomide	レフルノミド
LPD	lymphoproliferative disorders	リンパ増殖性疾患
LTBI	latent tuberculosis infection	潜在性結核感染症
MAC	*Mycobacterium avium* complex	
MCV	mean corpuscular volume	平均赤血球容積
MMP-3	matrix metalloproteinase 3	マトリックスメタロプロテイナーゼ-3
MTX	methotrexate	メトトレキサート
MTX-IR	MTX-inadequate response	MTX効果不十分
NSAID(s)	nonsteroidal anti-inflammatory drug(s)	非ステロイド抗炎症薬
OIIA-LPD	other iatrogenic immunodeficiency-associated lymphoproliferative disorders	その他の医原性免疫不全症関連リンパ増殖性疾患
OZR	ozoralizumab	オゾラリズマブ
PCR	polymerase chain reaction	ポリメラーゼ連鎖反応
PEF	peficitinib	ペフィシチニブ
QOL	quality of life	生活の質
RA	rheumatoid arthritis	関節リウマチ
RCT	randomized controlled trial	無作為比較試験
RF	rheumatoid factor	リウマトイド因子
SAR	sarilumab	サリルマブ
SASP	salazosulfapyridine	サラゾスルファピリジン
SDAI	simplified disease activity index	
SP-D	surfactant protein-D	サーファクタント蛋白D
T2T	treat to target	目標達成に向けた治療
TAC	tacrolimus	タクロリムス
TB	*Mycobacterium tuberculosis*	結核菌
TCZ	tocilizumab	トシリズマブ
TNF	tumor necrosis factor	腫瘍壊死因子
TOF	tofacitinib	トファシチニブ
UPA	upadacitinib	ウパダシチニブ
γ-GTP	gamma-glutamyl transpeptidase	γ-グルタミントランスペプチダーゼ

本略語一覧は一般社団法人 日本リウマチ学会がインターネット上で公開しているリウマチ学用語集を参考に作成した．リウマチ学用語集未収録語については各種ガイドライン等を参考にした．

日本リウマチ学会MTX診療ガイドライン小委員会

● **委員長**

亀田　秀人　　東邦大学医学部 内科学講座膠原病学分野

● **委　員**（五十音順）

小池　竜司　　東京医科歯科大学 医療イノベーション推進センター

多田　昌弘　　大阪市立総合医療センター 整形外科，リウマチ科

中島亜矢子　　三重大学医学部附属病院 リウマチ・膠原病センター

房間　美恵　　宝塚大学看護学部 成熟看護学講座成人看護学分野

藤井　隆夫　　和歌山県立医科大学医学部 リウマチ・膠原病科学講座

山岡　邦宏　　北里大学医学部 膠原病・感染内科学

山西　裕司　　広島リウマチ・内科クリニック

● 利益相反（COI）について

MTX診療ガイドライン小委員会のCOIは，日本リウマチ学会COI規則，指針および細則に基づき，COIマネジメント委員会の審査のもとで適正に管理されている.

関節リウマチにおける

メトトレキサート（MTX）使用と診療の手引き

2023 年版

緒 言

　関節リウマチ（RA）治療の進歩はめざましく，「関節リウマチ治療における
メトトレキサート（MTX）診療ガイドライン」が2016年に改訂され[1]，英文
で国際的発表されてからも[2]，国内ではヤヌスキナーゼ（JAK）阻害薬として
バリシチニブ，ペフィシチニブ，ウパダシチニブ，フィルゴチニブの4製剤が
承認，生物学的製剤ではインターロイキン-6（IL-6）受容体阻害薬であるサリ
ルマブと腫瘍壊死因子（TNF）阻害薬であるオゾラリズマブの2製剤の承認に
加えて，骨粗鬆症治療薬であるデノスマブが「RAに伴う骨びらんの進行抑制」
の適応追加承認を取得している．

　その一方で，新たな従来型合成抗リウマチ薬（csDMARDs）の承認はこの
10年間で1件もなく，有効性と安全性に加えて薬剤費用負担を考慮した場合に
は，RA治療に関する最新の国内外ガイドライン（推奨）をみても，MTXが第
1選択薬かつアンカードラッグであることに変わりはない[3-5]．

　MTXは1988年に米国でRA治療薬として承認されて以降，本邦でも熟練し
たリウマチ医の間で難治性患者を中心に使用されていたが，1999年の国内承認
以降は広く使用されるようになった．しかし，この時点では添付文書で他の
csDMARDs不応例に対する週6〜8 mgでの使用に限定されていたために，MTX
が十分に活用されることなく2003年以降の生物学的製剤の登場を迎えること
となった．こうした現状に鑑みて日本リウマチ学会は本邦におけるRA患者コホー
トと製造販売後調査のデータベースを解析し，週16 mgまでの増量における有
効性と安全性に関する調査報告書を規制当局に提出した[6]．その結果，2011年
2月に公知申請の承認を経て，成人RA患者にMTXが第1選択薬として，そし
て週6〜16 mgの範囲で使用可能となった．

　日本リウマチ学会ではこうした状況に鑑みてMTX適正使用の推進を目的と
して2010年9月にMTX診療ガイドラインを作成した[7]．そして適応や用法・

用量の変更が承認された翌月の2011年3月には一部を改訂して書籍として刊行した[8]. 改訂した点としては，例えば，適応は「他の低分子DMARDsの通常量を2〜3カ月以上継続投与しても，治療目標に達しないRA患者が適応であるが，予後不良と思われる患者では，リスク・ベネフィットバランスに鑑みて，MTXを第1選択薬として考慮してよい」から「RAと診断されて予後不良と思われる患者では，リスク・ベネフィットバランスに鑑みて，MTXを第1選択薬として考慮する．他の低分子DMARDsの通常量を2〜3カ月以上継続投与しても，治療目標に達しないRA患者には積極的にMTXの投与を考慮する」となった．増量に関しても「忍容性に問題なければ最大承認用量の8 mg/週までは増量する．効果が不十分であれば，16 mg/週まで漸増することにより…」の記載は，「忍容性に問題なければ，16 mg/週まで漸増することにより…」に変更された[※].

高用量の承認から5年後には8 mg/週を超えたMTX投与の特定使用成績調査の最終解析結果が報告され[9]，単剤あるいはTNF阻害薬との併用でMTXを週16 mgまで増量するプロトコールで行われた国内のC-OPERA試験などのエビデンスも加わったことから[10]，2016年には改訂版が発刊された．そして，今回はMTX皮下注射製剤が2022年9月に国内で承認されたこと[11]，日本人患者における週8 mgを超えたMTX治療の有効性と安全性に関する細胞内薬物代謝産物濃度を含めたデータ[12]やRA関連リンパ増殖性疾患に関するエビデンスが蓄積したこと[13]などを反映した改訂版を発刊することとなった．これでようやく本邦のMTX治療は国際的な視点から，必要な独自性はあっても不要な独自性は排除されたといえよう．

MTXの作用機序に関する研究も進み[14]，葉酸製剤の併用量に関する検証も行われている[15]．MTX皮下投与の国内エビデンスを見ながら5年以内には次の改訂が必要になると思われるが，それは望ましいことでもある．

今回の改訂にあたってはRA患者におけるMTX療法では海外と国内のエビデンス・ギャップが大きいことから，従来通りの作成方法を踏襲し，GRADE法を採用していないため，2016年改訂版までの「診療ガイドライン」という呼称

※2016年改訂版では，「副作用危険因子がなく，忍容性に問題なければ10〜12mg/週まで増量する．効果が不十分であれば，最大16 mg/週まで漸増することができるが，他の従来型合成抗リウマチ薬や生物学的製剤の併用を考慮してもよい」に変更となっている．なお，2023年版の推奨はp.30参照.

を用いることをやめて，「診療の手引き」とした．本手引きはリウマチ専門医が日常診療でMTXを適正に使用することを支援する目的で作成・改訂されているが，個別の症例において膨大な診療情報に基づいて下される現場の経験豊富な医師による判断を上回るものではない．医事紛争や医療裁判の資料としての利用は本来の目的とは逸脱しているので用いられるべきでない．本手引きがRA診療において，各医師の経験をふまえ，適切なMTX使用のために活用されることを願っている．

　なお，RA診療全般については，本学会が編集した「関節リウマチ診療ガイドライン2020」[16]を参照されたい．

References

1）「関節リウマチ治療におけるメトトレキサート（MTX）診療ガイドライン2016年改訂版」（日本リウマチ学会MTX診療ガイドライン策定小委員会／編），羊土社，2016

2）Kameda H, et al：Japan College of Rheumatology guideline for the use of methotrexate in patients with rheumatoid arthritis. Mod Rheumatol, 29：31-40, 2019

3）Kawahito Y, et al：Drug Treatment Algorithm and Recommendations from the 2020 update of the Japan College of Rheumatology Clinical Practice Guidelines for the Management of Rheumatoid Arthritis-Secondary Publication. Mod Rheumatol, 33：21-35, 2023

4）Smolen JS, et al：EULAR recommendations for the management of rheumatoid arthritis with synthetic and biological disease-modifying antirheumatic drugs: 2022 update. Ann Rheum Dis, 82：3-18, 2023

5）Fraenkel L, et al：2021 American College of Rheumatology Guideline for the Treatment of Rheumatoid Arthritis. Arthritis Care Res（Hoboken）, 73：924-939, 2021

6）日本リウマチ学会 情報解析研究所：メトトレキサート（MTX）の週8 mgを超えた使用の有効性と安全性に関する研究：日本の3つのRA患者コホート（IORRA, REAL, NinJa）研究. http://www.ryumachi-jp.com/pdf/MTXHighdose.pdf

7）「関節リウマチ治療におけるメトトレキサート（MTX）診療ガイドライン第1版」（日本リウマチ学会MTX診療ガイドライン策定小委員会／編），2010 https://www.ryumachi-jp.com/information/guideline/guideline_mtx/

8）「関節リウマチ治療におけるメトトレキサート（MTX）診療ガイドライン2011年版」（日本リウマチ学会MTX診療ガイドライン策定小委員会／編），羊土社，2011

9）「リウマトレックス®特定使用成績調査—関節リウマチに対して8 mg/週を超える投与に関する調査—総括報告書—」，ファイザー株式会社，2015年6月

10）Atsumi T, et al：The first double-blind, randomised, parallel-group certolizumab pegol study in methotrexate-naive early rheumatoid arthritis patients with poor prognostic factors, C-OPERA, shows inhibition of radiographic progression. Ann Rheum Dis, 75：75-83, 2016

11）Tanaka Y, et al：Efficacy and tolerability of subcutaneously administered methotrexate including dose escalation in long-term treatment of rheumatoid arthritis in a Japanese population. Mod Rheumatol：doi:10.1093/mr/roac103, 2022

12） Takahashi C, et al：Association of erythrocyte methotrexate-polyglutamate levels with the efficacy and hepatotoxicity of methotrexate in patients with rheumatoid arthritis: a 76-week prospective study. RMD Open, 3：e000363, 2017

13） 「関節リウマチ関連リンパ増殖性疾患の診断と管理の手引き」〔3学会合同RA関連LPDワーキンググループ（日本リウマチ学会，日本血液学会，日本病理学会）〕，羊土社，2022

14） Muto S, et al：Good response to methotrexate is associated with a decrease in the gene expression of ABCG2, a drug transporter, in patients with rheumatoid arthritis. Mod Rheumatol, 31：1079-1086, 2021

15） Tamai H, et al：Reduced versus maximum tolerated methotrexate dose concomitant with tumor necrosis factor inhibitor in patients with rheumatoid arthritis（MIRACLE）：a randomised, open-label, non-inferiority trial. Lancet Rheumatol, in press

16） 「関節リウマチ診療ガイドライン2020」（日本リウマチ学会／編），診断と治療社，2021

適応

推奨❶ RAと診断された患者では，リスク・ベネフィットバランスに鑑みて，MTXを第1選択薬として考慮する．

推奨❷ 他のcsDMARDsの通常量を2〜3カ月以上継続投与しても治療目標に達しないRA患者には，積極的にMTXの投与を考慮する．

　関節リウマチ（RA）において関節炎が持続していれば，相応の関節破壊の進行を認めることが実証されていることから[1-6]，疾患活動性を評価し，それが目標以下となるまで治療を最適化することにより，長期的な健康に関するQOLを最大限にする "treat to target"[7]という考え方が全世界に普及している．これに伴って，欧州リウマチ学会（EULAR）推奨では，将来における機能障害（の進行）を回避可能な疾患活動性コントロール状態として，寛解が治療目標，低疾患活動性がすべての患者に最低限求められる状態とされ，可及的すみやかにその状態に到達させるために，アンカードラッグであるMTXを第1選択薬として使用することが推奨されている[8]．米国リウマチ学会（ACR）のガイドラインにおいても同様である[9]．

　本邦においても，予後不良因子を有する日本人早期RA患者を対象とした臨床試験において，MTXを初回治療に用いたエビデンスも蓄積されている[10, 11]．

　したがって，RAと診断された患者に対しては，年齢や合併症などのリスクと，予後不良因子などを考慮した早急な疾患活動性コントロールのベネフィットとのバランスに鑑みて，海外と同様にMTXを最初の従来型合成抗リウマチ薬（csDMARD）として投与することをまず考慮すべきである．一方，MTXが第1選択ではないと判断されたRA患者では，副作用の危険因子などを考慮して第1選択のcsDMARDを決定すべきである．そして他のcsDMARDを第1選択薬として通常量を2〜3カ月以上継続投与しても，将来における機能障害（の進行）が避けら

■表1　RAの予後不良因子

米国リウマチ学会推奨（2012）	欧州リウマチ学会推奨（2019）
●HAQ-DI高値などの身体機能制限 ●骨びらん ●関節外症状 ●RF/ACPA陽性 ただし2015年および2021年改訂版では予後不良因子の意義が不明との理由で削除されている	●csDMARDs治療に抵抗性の持続的な中等度以上の疾患活動性 ●炎症マーカー高値 ●腫脹関節数高値 ●RF/ACPA（特に高値*）陽性 ●早期からの関節破壊の存在 ●2剤以上のcsDMARDsに不応

＊基準値上限の3倍を超える.

■表2　疾患活動性の評価と治療目標

寛解：治療目標	⇒	●DAS28-ESR<2.6 ●圧痛関節数≦1，腫脹関節数≦1，〔血清CRP≦1（mg/dL）〕，患者全般評価≦1（10 cmVAS） ●SDAI≦3.3 ●CDAI≦2.8
低疾患活動性：最低限求められる状態	⇒	●DAS28-ESR≦3.2，SDAI≦11，CDAI≦10

れない状態と考えられるRA患者には，可能な限りMTXを追加併用または変更して投与すべきである．

　予後不良因子として，ACR推奨（2012）ではHAQ-DI（health assessment questionnaire-disability index）高値などの身体機能制限の存在，骨びらんの存在，関節外症状の存在，リウマトイド因子（RF）または抗シトルリン化ペプチド/蛋白抗体（ACPA）陽性があげられた[12]（表1）．しかしその後の改訂版では予後不良因子の意義が明らかでなく，疾患活動性に従って治療を決定すればよいとの考えから予後不良因子は削除されている．一方，EULAR推奨では逆に予後不良因子が改訂に伴って追加されており，csDMARDs治療に抵抗性の持続的な中等度以上の疾患活動性，炎症マーカー高値，腫脹関節数高値，RFまたはACPA（特に高値）陽性，早期からの関節破壊の存在，そして2剤以上のcsDMARDsに不応となっており[8]，疾患活動性，予後予測，治療反応性（結果）が混在した難治性関連事項が列挙されている．

　疾患活動性評価法として，欧米ではDAS（disease activity score）28-ESR[13]が最もよく用いられていたが，2011年に新しい寛解基準[14]が提唱されて以降は，そこで採択されたSDAI（simplified disease activity index），CDAI（clinical disease activity index）の使用が普及した（表2）．

References

1 ） Wick MC, et al：Relationship between inflammation and joint destruction in early rheumatoid arthritis: a mathematical description. Ann Rheum Dis, 63：848-852, 2004

2 ） Grigor C, et al：Effect of a treatment strategy of tight control for rheumatoid arthritis（the TICORA study): a single-blind randomised controlled trial. Lancet, 364：263-269, 2004

3 ） Smolen JS, et al：Evidence of radiographic benefit of treatment with infliximab plus methotrexate in rheumatoid arthritis patients who had no clinical improvement: a detailed subanalysis of data from the anti-tumor necrosis factor trial in rheumatoid arthritis with concomitant therapy study. Arthritis Rheum, 52：1020-1030, 2005

4 ） Smolen JS, et al：Radiographic changes in rheumatoid arthritis patients attaining different disease activity states with methotrexate monotherapy and infliximab plus methotrexate: the impacts of remission and tumour necrosis factor blockade. Ann Rheum Dis, 68：823-827, 2009

5 ） Landewé R, et al：Disconnect between inflammation and joint destruction after treatment with etanercept plus methotrexate: results from the trial of etanercept and methotrexate with radiographic and patient outcomes. Arthritis Rheum, 54：3119-3125, 2006

6 ） Aletaha D, et al：Rheumatoid arthritis joint progression in sustained remission is determined by disease activity levels preceding the period of radiographic assessment. Arthritis Rheum, 60：1242-1249, 2009

7 ） Smolen JS, et al：Treating rheumatoid arthritis to target: recommendations of an international task force. Ann Rheum Dis, 69：631-637, 2010

8 ） Smolen JS, et al：EULAR recommendations for the management of rheumatoid arthritis with synthetic and biological disease-modifying antirheumatic drugs: 2019 update. Ann Rheum Dis, 79：685-699, 2020

9 ） Fraenkel L, et al：2021 American College of Rheumatology Guideline for the Treatment of Rheumatoid Arthritis. Arthritis Care Res（Hoboken）, 73：924-939, 2021

10） Takeuchi T, et al：Adalimumab, a human anti-TNF monoclonal antibody, outcome study for the prevention of joint damage in Japanese patients with early rheumatoid arthritis: the HOPEFUL 1 study. Ann Rheum Dis, 73：536-543, 2014

11） Atsumi T, et al：The first double-blind, randomised, parallel-group certolizumab pegol study in methotrexate-naive early rheumatoid arthritis patients with poor prognostic factors, C-OPERA, shows inhibition of radiographic progression. Ann Rheum Dis, 75：75-83, 2016

12） Singh JA, et al：2012 update of the 2008 American College of Rheumatology recommendations for the use of disease-modifying antirheumatic drugs and biologic agents in the treatment of rheumatoid arthritis. Arthritis Care Res（Hoboken）, 64：625-639, 2012

13） Prevoo ML, et al：Modified disease activity scores that include twenty-eight-joint counts. Development and validation in a prospective longitudinal study of patients with rheumatoid arthritis. Arthritis Rheum, 38：44-48, 1995

14） Felson DT, et al：American College of Rheumatology/European League Against Rheumatism provisional definition of remission in rheumatoid arthritis for clinical trials. Arthritis Rheum, 63：573-586, 2011

禁忌と慎重投与

推奨❸
　妊婦，本剤成分に対する過敏症，重症感染症，重大または高度の血液・リンパ系・肝・腎・呼吸器障害や大量の胸水・腹水を有する患者は投与禁忌である．高度ではない臓器障害を有する患者や，高齢者，低アルブミン血症を認める患者には，特に慎重に経過観察しながら投与する．

1 | 投与禁忌

1. 妊婦または妊娠している可能性やその計画のある患者，授乳中の患者
2. 本剤の成分に対して過敏症の既往歴のある患者
3. 重症感染症を有する患者
4. 重大な血液・リンパ系障害を有する患者
   ① 骨髄異形成症候群，再生不良性貧血，赤芽球癆の病歴のある場合
   ② 過去5年以内のリンパ増殖性疾患の診断あるいは治療歴のある場合
   ③ 著しい白血球減少あるいは血小板減少
   　上記③の判定には以下の基準を目安とするが，合併症や併用薬などを考慮して判断する
   　　　❶ 白血球数＜3,000/mm^3
   　　　❷ 血小板数＜50,000/mm^3
5. 重大な肝障害を有する患者
   ① B型またはC型の急性・慢性活動性ウイルス性肝炎を合併している場合
   ② 肝硬変と診断された場合
   ③ その他の重大な肝障害を有する場合

6. 高度な腎障害を有する患者

上記の判定には，以下の基準を参考とする．

- 透析患者や腎糸球体濾過量（GFR）＜30 mL/分/1.73m^{2}に相当する腎機能障害

7. 高度な呼吸器障害を有する患者

上記の判定には，以下の基準を参考とする．

① 低酸素血症の存在（室内気でPaO$_2$＜70 Torr）

② 胸部画像検査で高度の間質性肺疾患の存在

8. 大量の胸水・腹水が存在する患者

上記の判定には，以下の基準を参考とする．

- 症状軽減などの治療を目的とした穿刺・排液の必要性がある場合

2 慎重投与

MTX慎重投与に相当する患者とその対応について表3に示す．

1. 高齢者

2. 感染症を合併，あるいは反復する患者

MTX投与開始前に活動性感染症があれば，可能な限りその治療を優先する．また，関節リウマチ（RA）患者においては，高齢，既存の肺疾患，副腎皮質ステロイド使用，糖尿病などが感染症の共通リスク因子として報告されている[1-3]．感染リスクが高いと考えられる患者では，症例に応じてワクチン接種や化学予防を行い，投与後，慎重に経過を観察する．65歳以上の高齢者では肺炎球菌ワクチンの投与を可能な限り実施し，インフルエンザワクチン投与も毎年可能な限り実施する．年齢・病歴・胸部画像所見・インターフェロンガンマ（IFNγ）遊離試験〔Tスポット®.TBまたはクォンティフェロン®TBゴールドプラス（QFT-4G）〕・ツベルクリン反応などから総合的に潜在性結核感染症が疑われる症例には，イソニアジド（300 mg/日，低体重者では5 mg/kg体重/日）の投与を考慮する．年齢・病歴・副腎皮質ステロイド使用量・血清IgG値・末梢血リンパ球数などから総合的にニューモシスチス肺炎の発生リスクが高いと判断される症例には，スルファメトキサゾール・トリメトプリム（ST合剤：1錠または顆粒1 g/日を連日，あるい

■表3　MTX慎重投与に相当する患者とその対応

	状態	対応
感染症リスクが高い	65歳以上の高齢者	●肺炎球菌ワクチンの投与 ●インフルエンザワクチンを毎年投与
	潜在性結核感染症が疑われる例	イソニアジドの投与 →300 mg/日，低体重者では5 mg/kg体重/日
	ニューモシスチス肺炎の発症リスクが高いと判断される例	スルファメトキサゾール・トリメトプリムによる化学予防 →1錠または顆粒1 g/日を連日 　あるいは2錠または顆粒2 g/日を週3回
血液・リンパ系障害を有する	白血球数＜4,000/mm³ 血小板数＜100,000/mm³ 薬剤性骨髄障害の既往 ※白血球数＜3,000/mm³ 　血小板数＜50,000/mm³は投与禁忌の目安	投与後，慎重に経過観察
	リンパ増殖性疾患の既往 ※過去5年以内の既往は投与禁忌	他の治療選択肢がないか十分に検討
	リンパ節腫脹	悪性リンパ腫を疑う臨床徴候がないことを確認した後，MTX投与を開始
低アルブミン血症を有する	血清アルブミン＜3.0 g/dL	MTX減量投与を考慮
肝障害を有する	アルコール常飲者	飲酒を控えるように指導
	B型肝炎ウイルスキャリア，既往感染患者	●MTX投与は極力避ける ●MTX投与が避けられない場合：抗ウイルス薬による治療を先行（消化器内科専門医と要相談）
	C型肝炎ウイルスキャリア	MTX投与開始前に消化器内科専門医などへの相談を考慮
	AST，ALT，ALP値が基準値の上限の2倍を超える場合	原因を精査し，投与可能か判断する 投与する場合は，低用量から開始する
腎障害を有する	腎糸球体濾過量（GFR） ＜60 mL/分/1.73m²に相当する腎機能を有する場合 ※透析患者やGFR＜30 mL/分/1.73 m²に相当する腎障害は投与禁忌	低用量よりMTX投与を開始 ※症状，末梢血検査，肝機能などの推移を注意深く観察
呼吸器障害を有する	画像検査で，間質性肺炎，COPD，非結核性抗酸菌症の疑い	精査（呼吸器専門医への相談も考慮）
	間質性肺炎（軽度）	少なくとも3カ月間は進行がないか経過観察（自覚症状，身体所見，画像所見） ※KL-6やSP-Dなどの血清バイオマーカーの値は参考程度にとどめる
胸水・腹水を認める	病状軽減などの治療を目的とした穿刺・排液の必要がない程度	低用量よりMTX投与を開始 ※症状，末梢血検査，肝機能などの推移を注意深く観察

は，2錠または顆粒2 g/日を週3回）による化学予防を考慮する．水痘や帯状疱疹等もワクチン接種を含めた情報提供を行って十分に注意する（**第9章 p.89参照**）.

3. 血液・リンパ系障害を有する患者

白血球数＜4,000/mm^3，血小板数＜100,000/mm^{3}を認める患者や薬剤性骨髄障害の既往のある患者では，特に投与後慎重に経過観察する．リンパ増殖性疾患の既往を有する患者への投与は，他の治療選択肢がないかどうかを十分慎重に検討すべきである．リンパ節腫脹を認める患者ではMTX投与開始前に悪性リンパ腫を疑う臨床徴候がないことを確認する．投与後にリンパ節腫脹の出現や増大を認めた場合は，MTX治療を一時中断したうえで精査すべきである.

4. 低アルブミン血症を有する患者

血清アルブミン低値（目安として＜3.0 g/dL）は血漿中で遊離MTX濃度を高めて作用を増強するため，汎血球減少などの用量依存性副作用を生じやすくし，間質性肺炎（MTX肺炎）のリスクともなる[4,5]．したがって減量投与を考慮する.

5. 肝障害を有する患者

アルコール常飲者には飲酒を極力控えるよう指導する．MTX投与開始前に，B型肝炎ウイルス（HBV）およびC型肝炎ウイルス（HCV）のスクリーニング検査を実施する．HBVキャリアおよび既往感染のRA患者ではMTX投与中あるいは投与中止後の劇症化が報告されており，死亡例も集積されている[6]．HBVキャリアあるいはHBV-DNA陽性の既往感染者の場合は，消化器内科専門医と相談のうえ，抗ウイルス薬による治療を先行させる[7]．HCVキャリアのRA患者では同様な報告はないが，ウイルス性肝炎が増悪する可能性が否定できないため，MTX投与開始前に消化器内科専門医などへの相談を考慮し，リスク・ベネフィットバランスを慎重に検討する.

肝炎ウイルスが陰性にもかかわらず，MTX投与前のAST，ALT，ALP値が基準値の上限の2倍を超える場合は，原因を精査し，投与可能か判断する．投与する場合は低用量から開始する.

6. 腎障害を有する患者

腎糸球体濾過量（GFR）＜60 mL/分/1.73m^{2}に相当する腎機能障害を有する場合には低用量より開始し，症状，末梢血検査，肝機能などの推移を注意深く観察する必要がある[8]．特に高齢者や罹病期間の長いRA患者では筋肉量の減少を反映

して血清クレアチニン値が低値となるため，必要に応じて，性別・年齢・体重を加味した推算GFR（eGFR）値[注1]やクレアチニンクリアランス，シスタチンCの値を参考にしながら腎機能を評価する．汎血球減少による死亡例のほとんどが腎機能障害を有する高齢患者に認められていることに留意する．

注1：GFRを推算するには下記の推算式が用いられる[9]．
【日本腎臓学会基準（2012年）】（図1 p.24-25）
●血清クレアチニン（Cr）によるeGFR推算式
　男性：eGFR（mL/分/1.73 m^2）＝194×Cr$^{-1.094}$×年齢$^{-0.287}$
　女性：男性のeGFR推算式に0.739をかける
●血清シスタチンCによるeGFR推算式
　男性：eGFRcys（mL/分/1.73 m^2）＝$(104 \times Cys\text{-}C^{-1.019} \times 0.996^{年齢}) - 8$
　女性：eGFRcys（mL/分/1.73 m^2）＝$(104 \times Cys\text{-}C^{-1.019} \times 0.996^{年齢} \times 0.929) - 8$
【Cockcroft-Gaultのクレアチニンクリアランス計算式】
　男性：Ccr（mL/分）＝$(140 - 年齢) \times 体重 / (72 \times Cr)$
　女性は男性の推算式に0.85をかける

7. 呼吸器障害を有する患者

　画像検査で間質性肺炎の存在，慢性閉塞性肺疾患（chronic obstructive pulmonary disease：COPD）などの慢性肺疾患，非結核性抗酸菌症を否定できない陰影を認めた場合には，呼吸器専門医への相談を含めた精査を考慮する．軽度の間質性肺炎の場合，少なくとも3カ月間は自覚症状，身体所見，および画像所見を観察し，進行がないことを確認する．KL-6やSP-Dなど血清バイオマーカーの有用性は，個々の患者における診断や活動性の指標としては限定的であり，参考程度にとどめる．非結核性抗酸菌症はRAの気管支拡張症や細気管支炎と画像上での区別はしばしば困難であり，注意を要する．

8. 胸水・腹水を認める患者

　世界各国のガイドラインや教科書において，RAのMTX療法を行う際に，胸水，腹水を認める患者を禁忌としているものは見当たらない．しかし，本邦では添付文書で禁忌と記載されており，現場の混乱を避けるために従来のガイドラインでは禁忌としてきた．しかし，添付文書の「胸水，腹水等に長期間貯留して毒性が増強されることがある」という記載は抗がん剤としての大量投与に基づくものであり[10]，しかも大量貯留でなければ影響は少ないとされる[11]．胸水や腹水などは生理的にもそれぞれ10～20 mLおよび20～50 mL程度存在するものであり，MTX

	G1+2		G3a		G3b		G4		G5

男性用　血清Crに基づくGFR推算式早見表（mL/分/1.73m²）　$eGFRcreat = 194 \times Cr^{-1.094} \times 年齢(歳)^{-0.287}$

血清Cr (mg/dL)	年齢 20	25	30	35	40	45	50	55	60	65	70	75	80	85
0.60	143.6	134.7	127.8	122.3	117.7	113.8	110.4	107.4	104.8	102.4	100.2	98.3	96.5	94.8
0.70	121.3	113.8	108.0	103.3	99.4	96.1	93.3	90.7	88.5	86.5	84.7	83.0	81.5	80.1
0.80	104.8	98.3	93.3	89.3	85.9	83.1	80.6	78.4	76.5	74.7	73.2	71.7	70.4	69.2
0.90	92.1	86.4	82.0	78.5	75.5	73.0	70.8	68.9	67.2	65.7	64.3	63.1	61.9	60.8
1.00	82.1	77.0	73.1	69.9	67.3	65.1	63.1	61.4	59.9	58.5	57.3	56.2	55.2	54.2
1.10	74.0	69.4	65.9	63.0	60.6	58.6	56.9	55.3	54.0	52.7	51.6	50.6	49.7	48.8
1.20	67.3	63.1	59.9	57.3	55.1	53.3	51.7	50.3	49.1	48.0	46.9	46.0	45.2	44.4
1.30	61.6	57.8	54.9	52.5	50.5	48.8	47.4	46.1	45.0	43.9	43.0	42.2	41.4	40.7
1.40	56.8	53.3	50.6	48.4	46.6	45.0	43.7	42.5	41.5	40.5	39.7	38.9	38.2	37.5
1.50	52.7	49.4	46.9	44.9	43.2	41.8	40.5	39.4	38.4	37.6	36.8	36.1	35.4	34.8
1.60	49.1	46.1	43.7	41.8	40.2	38.9	37.7	36.7	35.8	35.0	34.3	33.6	33.0	32.4
1.70	46.0	43.1	40.9	39.1	37.7	36.4	35.3	34.4	33.5	32.8	32.1	31.4	30.9	30.3
1.80	43.2	40.5	38.4	36.8	35.4	34.2	33.2	32.3	31.5	30.8	30.1	29.5	29.0	28.5
1.90	40.7	38.2	36.2	34.6	33.3	32.2	31.3	30.4	29.7	29.0	28.4	27.8	27.3	26.9
2.00	38.5	36.1	34.2	32.8	31.5	30.5	29.6	28.8	28.1	27.4	26.8	26.3	25.8	25.4
2.10	36.5	34.2	32.5	31.1	29.9	28.9	28.0	27.3	26.6	26.0	25.5	25.0	24.5	24.1
2.20	34.7	32.5	30.9	29.5	28.4	27.5	26.6	25.9	25.3	24.7	24.2	23.7	23.3	22.9
2.30	33.0	31.0	29.4	28.1	27.1	26.2	25.4	24.7	24.1	23.5	23.0	22.6	22.2	21.8
2.40	31.5	29.6	28.0	26.8	25.8	25.0	24.2	23.6	23.0	22.5	22.0	21.6	21.2	20.8
2.50	30.1	28.3	26.8	25.7	24.7	23.9	23.2	22.5	22.0	21.5	21.0	20.6	20.2	19.9
2.60	28.9	27.1	25.7	24.6	23.7	22.9	22.2	21.6	21.1	20.6	20.2	19.8	19.4	19.1
2.70	27.7	26.0	24.7	23.6	22.7	21.9	21.3	20.7	20.2	19.8	19.3	19.0	18.6	18.3
2.80	26.6	25.0	23.7	22.7	21.8	21.1	20.5	19.9	19.4	19.0	18.6	18.2	17.9	17.6
2.90	25.6	24.0	22.8	21.8	21.0	20.3	19.7	19.2	18.7	18.3	17.9	17.5	17.2	16.9
3.00	24.7	23.2	22.0	21.0	20.2	19.6	19.0	18.5	18.0	17.6	17.2	16.9	16.6	16.3
3.10	23.8	22.3	21.2	20.3	19.5	18.9	18.3	17.8	17.4	17.0	16.6	16.3	16.0	15.7
3.20	23.0	21.6	20.5	19.6	18.9	18.2	17.7	17.2	16.8	16.4	16.1	15.7	15.5	15.2
3.30	22.2	20.9	19.8	18.9	18.2	17.6	17.1	16.6	16.2	15.9	15.5	15.2	14.9	14.7
3.40	21.5	20.2	19.2	18.3	17.6	17.1	16.5	16.1	15.7	15.3	15.0	14.7	14.5	14.2
3.50	20.9	19.6	18.6	17.8	17.1	16.5	16.0	15.6	15.2	14.9	14.6	14.3	14.0	13.8
3.60	20.2	19.0	18.0	17.2	16.6	16.0	15.5	15.1	14.8	14.4	14.1	13.8	13.6	13.3
3.70	19.6	18.4	17.5	16.7	16.1	15.5	15.1	14.7	14.3	14.0	13.7	13.4	13.2	13.0
3.80	19.1	17.9	17.0	16.2	15.6	15.1	14.7	14.3	13.9	13.6	13.3	13.0	12.8	12.6
3.90	18.5	17.4	16.5	15.8	15.2	14.7	14.2	13.9	13.5	13.2	12.9	12.7	12.4	12.2
4.00	18.0	16.9	16.0	15.3	14.8	14.3	13.9	13.5	13.1	12.8	12.6	12.3	12.1	11.9

※ 酵素法で測定した Cr 値を用いてください。18 歳以上にのみ適用可能です。小児には使用できません。

男性用　血清シスタチンCに基づくGFR推算式早見表（mL/分/1.73m²）　$eGFRcys = (104 \times Cys\text{-}C^{-1.019} \times 0.996^{年齢(歳)}) - 8$

血清Cys-C (mg/dL)	年齢 20	25	30	35	40	45	50	55	60	65	70	75	80	85
0.60	153.5	150.3	147.2	144.1	141.1	138.1	135.2	132.4	129.6	126.9	124.2	121.6	119.0	116.5
0.70	130.1	127.3	124.6	122.0	119.4	116.9	114.4	112.0	109.6	107.3	105.0	102.7	100.5	98.4
0.80	112.5	110.1	107.8	105.5	103.2	101.0	98.8	96.7	94.6	92.6	90.6	88.7	86.7	84.9
0.90	98.9	96.7	94.7	92.6	90.6	88.7	86.8	84.9	83.0	81.2	79.5	77.7	76.0	74.4
1.00	88.0	86.1	84.2	82.4	80.6	78.8	77.1	75.4	73.8	72.1	70.6	69.0	67.5	66.0
1.10	79.1	77.4	75.7	74.0	72.4	70.8	69.2	67.7	66.2	64.7	63.3	61.9	60.5	59.1
1.20	71.7	70.1	68.6	67.1	65.6	64.1	62.7	61.3	59.9	58.6	57.2	55.9	54.7	53.4
1.30	65.5	64.0	62.6	61.2	59.8	58.5	57.1	55.9	54.6	53.3	52.1	50.9	49.8	48.6
1.40	60.1	58.8	57.4	56.2	54.9	53.6	52.4	51.2	50.0	48.9	47.8	46.6	45.6	44.5
1.50	55.5	54.2	53.0	51.8	50.6	49.4	48.3	47.2	46.1	45.0	44.0	42.9	41.9	40.9
1.60	51.5	50.3	49.1	48.0	46.9	45.8	44.7	43.7	42.7	41.6	40.7	39.7	38.8	37.8
1.70	47.9	46.8	45.7	44.6	43.6	42.6	41.6	40.6	39.6	38.7	37.7	36.8	35.9	35.1
1.80	44.7	43.7	42.7	41.7	40.7	39.7	38.8	37.8	36.9	36.0	35.2	34.3	33.5	32.6
1.90	41.9	40.9	39.9	39.0	38.1	37.1	36.3	35.4	34.5	33.7	32.8	32.0	31.2	30.5
2.00	39.4	38.4	37.5	36.6	35.7	34.9	34.0	33.2	32.4	31.5	30.8	30.0	29.2	28.5
2.10	37.1	36.2	35.3	34.4	33.6	32.8	32.0	31.2	30.4	29.6	28.9	28.2	27.4	26.7
2.20	35.0	34.1	33.3	32.5	31.7	30.9	30.1	29.4	28.6	27.9	27.2	26.5	25.8	25.1
2.30	33.1	32.3	31.5	30.7	29.9	29.2	28.4	27.7	27.0	26.3	25.6	25.0	24.3	23.7
2.40	31.3	30.6	29.8	29.0	28.3	27.6	26.9	26.2	25.5	24.8	24.2	23.6	22.9	22.3
2.50	29.7	29.0	28.3	27.5	26.8	26.1	25.5	24.8	24.1	23.5	22.9	22.3	21.7	21.1
2.60	28.3	27.5	26.8	26.1	25.5	24.8	24.1	23.5	22.9	22.3	21.7	21.1	20.5	19.9
2.70	26.9	26.2	25.5	24.9	24.2	23.6	22.9	22.3	21.7	21.1	20.6	20.0	19.4	18.9
2.80	25.6	25.0	24.3	23.7	23.0	22.4	21.8	21.2	20.6	20.1	19.5	19.0	18.4	17.9
2.90	24.4	23.8	23.2	22.5	21.9	21.3	20.8	20.2	19.6	19.1	18.5	18.0	17.5	17.0
3.00	23.3	22.7	22.1	21.5	20.9	20.3	19.8	19.2	18.7	18.2	17.6	17.1	16.6	16.1
3.10	22.3	21.7	21.1	20.5	20.0	19.4	18.9	18.3	17.8	17.3	16.8	16.3	15.8	15.4
3.20	21.3	20.8	20.2	19.6	19.1	18.5	18.0	17.5	17.0	16.5	16.0	15.5	15.1	14.6
3.30	20.4	19.9	19.3	18.8	18.2	17.7	17.2	16.7	16.2	15.7	15.3	14.8	14.4	13.9
3.40	19.6	19.0	18.5	18.0	17.5	17.0	16.5	16.0	15.5	15.0	14.6	14.1	13.7	13.3
3.50	18.8	18.2	17.7	17.2	16.7	16.2	15.7	15.3	14.8	14.4	13.9	13.5	13.1	12.6
3.60	18.0	17.5	17.0	16.5	16.0	15.5	15.1	14.6	14.2	13.7	13.3	12.9	12.5	12.1
3.70	17.3	16.8	16.3	15.8	15.4	14.9	14.4	14.0	13.6	13.1	12.7	12.3	11.9	11.5
3.80	16.6	16.1	15.7	15.2	14.7	14.3	13.8	13.4	13.0	12.6	12.2	11.8	11.4	11.0
3.90	16.0	15.5	15.0	14.6	14.1	13.7	13.3	12.8	12.4	12.0	11.6	11.2	10.9	10.5
4.00	15.4	14.9	14.5	14.0	13.6	13.1	12.7	12.3	11.9	11.5	11.1	10.7	10.4	10.0

※ 国際的標準物質に基づいた測定値を用いてください。18 歳以上にのみ適用可能です。小児には使用できません。

■図1　eGFR男女・年齢別早見表
（文献9より転載）

注）GFR区分は小数点以下2桁で考慮していますので，30 mL/分/1.73m²でもG4，15.0 mL/分/1.73m²でもG5としている部分があります.

女性用　血清Crに基づくGFR推算式早見表(mL/分/1.73m²)　$eGFRcreat = 194 \times Cr^{-1.094} \times 年齢(歳)^{-0.287} \times 0.739$

血清Cr (mg/dL)	年齢													
	20	25	30	35	40	45	50	55	60	65	70	75	80	85
0.60	106.1	99.5	94.5	90.4	87.0	84.1	81.6	79.4	77.4	75.7	74.1	72.6	71.3	70.0
0.70	89.6	84.1	79.8	76.3	73.5	71.0	68.9	67.1	65.4	63.9	62.6	61.3	60.2	59.2
0.80	77.5	72.7	68.9	66.0	63.5	61.4	59.5	57.9	56.5	55.2	54.1	53.0	52.0	51.1
0.90	68.1	63.9	60.6	58.0	55.8	54.0	52.3	50.9	49.7	48.6	47.5	46.6	45.7	45.0
1.00	60.7	56.9	54.0	51.7	49.7	48.1	46.6	45.4	44.3	43.3	42.4	41.5	40.8	40.1
1.10	54.7	51.3	48.7	46.6	44.8	43.3	42.0	40.9	39.9	39.0	38.2	37.4	36.7	36.1
1.20	49.7	46.6	44.2	42.3	40.7	39.4	38.2	37.2	36.3	35.4	34.7	34.0	33.4	32.8
1.30	45.5	42.7	40.5	38.8	37.3	36.1	35.0	34.1	33.2	32.5	31.8	31.2	30.6	30.1
1.40	42.0	39.4	37.4	35.8	34.4	33.3	32.3	31.4	30.6	29.9	29.3	28.7	28.2	27.7
1.50	38.9	36.5	34.7	33.2	31.9	30.9	29.9	29.1	28.4	27.8	27.2	26.6	26.2	25.7
1.60	36.3	34.0	32.3	30.9	29.7	28.8	27.9	27.1	26.5	25.9	25.3	24.8	24.4	24.0
1.70	34.0	31.9	30.2	28.9	27.8	26.9	26.1	25.4	24.8	24.2	23.7	23.2	22.8	22.4
1.80	31.9	29.9	28.4	27.2	26.1	25.3	24.5	23.9	23.3	22.7	22.3	21.8	21.4	21.1
1.90	30.1	28.2	26.8	25.6	24.6	23.8	23.1	22.5	21.9	21.4	21.0	20.6	20.2	19.8
2.00	28.4	26.7	25.3	24.2	23.3	22.5	21.9	21.3	20.7	20.3	19.8	19.5	19.1	18.8
2.10	26.9	25.3	24.0	23.0	22.1	21.4	20.7	20.2	19.7	19.2	18.8	18.4	18.1	17.8
2.20	25.6	24.0	22.8	21.8	21.0	20.3	19.7	19.2	18.7	18.3	17.9	17.5	17.2	16.9
2.30	24.4	22.9	21.7	20.8	20.0	19.3	18.8	18.2	17.8	17.4	17.0	16.7	16.4	16.1
2.40	23.3	21.8	20.7	19.8	19.1	18.5	17.9	17.4	17.0	16.6	16.3	15.9	15.6	15.4
2.50	22.3	20.9	19.8	19.0	18.3	17.6	17.1	16.7	16.2	15.9	15.5	15.2	15.0	14.7
2.60	21.3	20.0	19.0	18.2	17.5	16.9	16.4	16.0	15.6	15.2	14.9	14.6	14.3	14.1
2.70	20.5	19.2	18.2	17.4	16.8	16.2	15.7	15.3	14.9	14.6	14.3	14.0	13.8	13.5
2.80	19.7	18.5	17.5	16.8	16.1	15.6	15.1	14.7	14.4	14.0	13.7	13.5	13.2	13.0
2.90	18.9	17.8	16.9	16.1	15.5	15.0	14.6	14.2	13.8	13.5	13.2	13.0	12.7	12.5
3.00	18.2	17.1	16.2	15.5	15.0	14.5	14.0	13.6	13.3	13.0	12.7	12.5	12.3	12.0
3.10	17.6	16.5	15.7	15.0	14.4	13.9	13.5	13.2	12.8	12.5	12.3	12.0	11.8	11.6
3.20	17.0	15.9	15.1	14.5	13.9	13.5	13.1	12.7	12.4	12.1	11.9	11.6	11.4	11.2
3.30	16.4	15.4	14.6	14.0	13.5	13.0	12.6	12.3	12.0	11.7	11.5	11.1	11.0	10.9
3.40	15.9	14.9	14.2	13.5	13.0	12.6	12.2	11.9	11.6	11.3	11.1	10.9	10.7	10.5
3.50	15.4	14.5	13.7	13.1	12.6	12.2	11.8	11.5	11.2	11.0	10.8	10.5	10.4	10.2
3.60	14.9	14.0	13.3	12.7	12.2	11.8	11.5	11.2	10.9	10.7	10.4	10.2	10.0	9.9
3.70	14.5	13.6	12.9	12.4	11.9	11.5	11.1	10.8	10.6	10.3	10.1	9.9	9.7	9.6
3.80	14.1	13.2	12.5	12.0	11.5	11.2	10.8	10.5	10.3	10.0	9.8	9.6	9.5	9.3
3.90	13.7	12.8	12.2	11.7	11.2	10.8	10.5	10.2	10.0	9.8	9.6	9.4	9.2	9.0
4.00	13.3	12.5	11.9	11.3	10.9	10.6	10.2	10.0	9.7	9.5	9.3	9.1	8.9	8.8

女性用　血清シスタチンCに基づくGFR推算式早見表(mL/分/1.73m²)　$eGFRcys = (104 \times Cys\text{-}C^{-1.019} \times 0.996^{年齢(歳)} \times 0.929) - 8$

血清Cys-C (mg/dL)	年齢													
	20	25	30	35	40	45	50	55	60	65	70	75	80	85
0.60	142.1	139.1	136.2	133.3	130.5	127.8	125.1	122.4	119.8	117.3	114.8	112.4	110.0	107.7
0.70	120.3	117.7	115.2	112.8	110.4	108.0	105.7	103.5	101.3	99.1	97.0	94.9	92.8	90.8
0.80	103.9	101.7	99.5	97.4	95.3	93.3	91.3	89.3	87.4	85.5	83.6	81.8	80.0	78.3
0.90	91.3	89.3	87.4	85.5	83.6	81.8	80.0	78.3	76.6	74.9	73.3	71.6	70.1	68.5
1.00	81.2	79.4	77.7	76.0	74.3	72.7	71.1	69.5	68.0	66.5	65.0	63.5	62.1	60.7
1.10	72.9	71.3	69.7	68.2	66.7	65.2	63.8	62.3	60.9	59.6	58.2	56.9	55.6	54.4
1.20	66.1	64.6	63.1	61.7	60.3	59.0	57.7	56.4	55.1	53.8	52.6	51.4	50.2	49.1
1.30	60.3	58.9	57.6	56.3	55.0	53.7	52.5	51.3	50.1	49.0	47.9	46.8	45.7	44.6
1.40	55.3	54.0	52.8	51.6	50.4	49.3	48.1	47.0	45.9	44.8	43.8	42.8	41.8	40.8
1.50	51.0	49.8	48.7	47.6	46.4	45.4	44.3	43.3	42.3	41.3	40.3	39.3	38.4	37.5
1.60	47.2	46.1	45.1	44.0	43.0	42.0	41.0	40.0	39.1	38.1	37.2	36.3	35.4	34.6
1.70	43.9	42.9	41.9	40.9	39.9	39.0	38.0	37.1	36.2	35.4	34.5	33.7	32.8	32.0
1.80	41.0	40.0	39.1	38.1	37.2	36.3	35.4	34.6	33.7	32.9	32.1	31.3	30.5	29.8
1.90	38.4	37.4	36.5	35.7	34.8	33.9	33.1	32.3	31.5	30.7	29.9	29.2	28.5	27.7
2.00	36.0	35.1	34.3	33.4	32.6	31.8	31.0	30.2	29.5	28.7	28.0	27.3	26.6	25.9
2.10	33.9	33.0	32.2	31.4	30.6	29.9	29.1	28.4	27.7	27.0	26.3	25.6	24.9	24.3
2.20	31.9	31.1	30.4	29.6	28.9	28.1	27.4	26.7	26.0	25.3	24.7	24.0	23.4	22.8
2.30	30.2	29.4	28.7	27.9	27.2	26.5	25.8	25.2	24.5	23.9	23.2	22.6	22.0	21.4
2.40	28.5	27.8	27.1	26.4	25.7	25.1	24.4	23.8	23.1	22.5	21.9	21.3	20.7	20.2
2.50	27.1	26.4	25.7	25.0	24.4	23.7	23.1	22.5	21.9	21.3	20.7	20.1	19.6	19.0
2.60	25.7	25.0	24.4	23.7	23.1	22.5	21.9	21.3	20.7	20.1	19.6	19.0	18.5	18.0
2.70	24.4	23.8	23.1	22.5	21.9	21.3	20.7	20.2	19.6	19.1	18.5	18.0	17.5	17.0
2.80	23.2	22.6	22.0	21.4	20.8	20.3	19.7	19.1	18.6	18.1	17.6	17.1	16.6	16.1
2.90	22.1	21.5	20.9	20.4	19.8	19.3	18.7	18.2	17.7	17.2	16.7	16.2	15.7	15.2
3.00	21.1	20.5	20.0	19.4	18.9	18.3	17.8	17.3	16.8	16.3	15.8	15.4	14.9	14.4
3.10	20.2	19.6	19.0	18.5	18.0	17.5	17.0	16.5	16.0	15.5	15.0	14.6	14.1	13.7
3.20	19.3	18.7	18.2	17.7	17.2	16.7	16.2	15.7	15.2	14.8	14.3	13.9	13.4	13.0
3.30	18.4	17.9	17.4	16.9	16.4	15.9	15.4	15.0	14.5	14.1	13.6	13.2	12.8	12.4
3.40	17.6	17.1	16.6	16.1	15.7	15.2	14.7	14.3	13.8	13.4	13.0	12.6	12.1	11.7
3.50	16.9	16.4	15.9	15.4	15.0	14.5	14.1	13.6	13.2	12.8	12.4	12.0	11.6	11.2
3.60	16.2	15.7	15.2	14.8	14.3	13.9	13.4	13.0	12.6	12.2	11.8	11.4	11.0	10.6
3.70	15.5	15.0	14.6	14.1	13.7	13.3	12.8	12.4	12.0	11.6	11.2	10.9	10.5	10.1
3.80	14.9	14.4	14.0	13.5	13.1	12.7	12.3	11.9	11.5	11.1	10.7	10.4	10.0	9.6
3.90	14.3	13.8	13.4	13.0	12.6	12.2	11.8	11.4	11.0	10.6	10.2	9.9	9.5	9.2
4.00	13.7	13.3	12.9	12.4	12.0	11.6	11.3	10.9	10.5	10.1	9.8	9.4	9.1	8.7

の適正使用に鑑みて，本手引きでは投与禁忌となるのは大量貯留（症状軽減など
の治療を目的とした穿刺・排液の必要性があるかが目安）に限定し，それ以下の
場合には慎重投与とした．したがって胸水・腹水を認める患者にやむをえずMTX
を投与する場合には，4〜6 mg/週の少量から開始して血球減少や肝機能障害など
の用量依存性副作用の発現に留意しながら投与することが望ましい．

References

1) Doran MF, et al：Predictors of infection in rheumatoid arthritis. Arthritis Rheum, 46：2294-2300, 2002
2) Wolfe F, et al：Treatment for rheumatoid arthritis and the risk of hospitalization for pneumonia: associations with prednisone, disease-modifying antirheumatic drugs, and anti-tumor necrosis factor therapy. Arthritis Rheum, 54：628-634, 2006
3) McLean-Tooke A, et al：Methotrexate, rheumatoid arthritis and infection risk: what is the evidence? Rheumatology (Oxford), 48：867-871, 2009
4) Alarcón GS, et al：Risk factors for methotrexate-induced lung injury in patients with rheumatoid arthritis. A multicenter, case-control study. Methotrexate-Lung Study Group. Ann Intern Med, 127：356-364, 1997
5) Ohosone Y, et al：Clinical characteristics of patients with rheumatoid arthritis and methotrexate induced pneumonitis. J Rheumatol, 24：2299-2303, 1997
6)「リウマトレックス®適正使用情報 Vol.28-重篤な副作用および死亡症例の発現状況-」，ファイザー株式会社，2022年7月
7) 坪内博仁，他：免疫抑制・化学療法により発症するB型肝炎対策：厚生労働省「難治性の肝・胆道疾患に関する調査研究」班劇症肝炎分科会および「肝硬変を含めたウイルス性肝疾患の治療の標準化に関する研究」班合同報告．肝臓，50：38-42，2009
8) The effect of age and renal function on the efficacy and toxicity of methotrexate in rheumatoid arthritis. Rheumatoid Arthritis Clinical Trial Archive Group. J Rheumatol, 22：218-223, 1995
9)「CKD診療ガイド2012」（日本腎臓学会/編），東京医学社，2012
10) Evans WE & Pratt CB：Effect of pleural effusion on high-dose methotrexate kinetics. Clin Pharmacol Ther, 23：68-72, 1978
11) Li J & Gwilt P：The effect of malignant effusions on methotrexate disposition. Cancer Chemother Pharmacol, 50：373-382, 2002

第3章

用量・用法

1 用量

1）開始時投与量 （図2）

推奨❹

MTXは原則，経口投与では，6〜8 mg/週で開始する．開始時投与量は副作用危険因子や疾患活動性，予後不良因子を考慮して決定する．特に，予後不良因子をもつ非高齢者では，8 mg/週で開始することが勧められる．皮下投与では，7.5 mg/週で開始する．

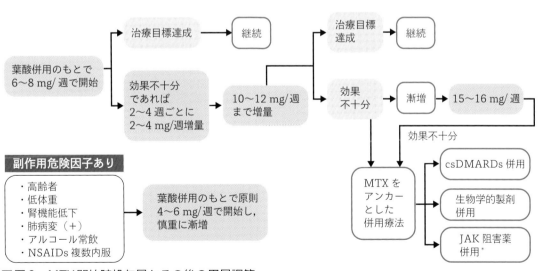

■図2　MTX開始時投与量とその後の用量調節
経口投与から皮下投与への切り替えは推奨7と表4（p.33）参照.
＊医療経済面と長期安全性を考慮して生物学的製剤併用を優先する.

1. 海外での推奨

海外で行われた開始投与量による有効性の違いを比較した試験の成績ではMTX 7.5 mg/週で治療を開始した群において，6週後に効果不十分で増量が必要となる症例が66～97％であることや，12.5～15 mg/週で治療を開始した群および，5～7.5 mg/週で開始した群と比べて，有効性が高く安全性に差がないことが報告されている[1-4]．これらの事実をもとに，海外のリウマチ専門医会議が作成したガイドラインでは，開始時投与量は10 mg/週未満であるべきでないと提言している[5]．その後の海外のエビデンスをもとにしたMTX使用法に関する推奨では最適な開始時用量は10～15 mg/週であると述べられており[6]，系統的文献レビューでも確認されている[7,8]．

2. 本邦での推奨：開始時投与量のエビデンス

本邦での関節リウマチ（RA）に対するMTXの至適用量検討試験は，2 mg/週，6 mg/週，9 mg/週が葉酸非併用の下で比較され，2 mg/週の効果は低く，また9 mg/週は6 mg/週に比べてやや指標の改善がよかったが有意差はなく，白血球減少や肝酵素上昇の頻度がやや多かったことから開始時投与量が決まった経緯がある[9]．葉酸非併用のため，現在のMTX投与状況とはかなり異なっているが，添付文書上は，通常，6 mg/週より投与開始となっている．16 mg/週までの高用量承認後，MTXを8 mg/週より開始し，4週ごとに4 mgずつ増量し，8週目以降は16 mg/週を維持する研究デザインで行われたC-OPERA試験の結果より，本邦でも8 mg/週で開始しrapid dose escalation（急速増量）を行うプロトコールの有効性と安全性が確認された[10]．開始時投与量については，海外でのMTX 10 mg/週と25 mg/週を非経口的に投与し効果を比較した試験や，MTXを経口的に低用量（7.5 mg/週または15 mg/週）と高用量（15 mg/週または25 mg/週）で投与開始し効果を比較した試験では，有効性に差はみられていない[11-15]．MTXを対照とした分子標的治療薬の臨床試験では7.5 mg/週または10 mg/週で開始する研究プロトコールで行われていることが多く[16-21]，MTX急速増量プロトコールの遵守の有無を比較した海外臨床研究では，10 mg/週で開始された患者が最も多かった[22]．この用量は，体重差などを考慮すると本邦では～8 mg/週に相当すると考えられる．

目標達成に向けた治療（treat to target：T2T）戦略では，治療開始後6カ月以

内の目標達成をめざすことから[23]，海外の推奨も踏まえ，開始時投与量は6〜8 mg/週が妥当である．特に，非高齢者でかつ高疾患活動性[注1]，関節破壊の予後不良因子[注2]のある症例または難治例[注3]では，8 mg/週での治療開始が勧められる．

> 注1：疾患活動性はDAS28，SDAI，CDAIなどの総合疾患活動性評価法を用いて評価する．
> 注2：予後不良因子[24-26]：第1章−表1（p.17）参照．
> 注3：難治例：罹病期間＞2年，他の低分子DMARD 2剤以上で効果不十分．罹病期間が長い症例では短い症例に比べて，低分子DMARDの有効率，寛解率が低いことが報告されている．

なお，皮下投与における用量については，経口投与と比較した薬物動態や臨床試験より決定されている．詳細は本章「**■-3）皮下注射製剤の使用上の注意**」（**p.33**）を参照のこと．

3. 低用量で治療開始が勧められる症例（図2）

①高齢者，②低体重，③腎機能低下症例，④肺病変を有する症例，⑤アルコール常飲者，⑥NSAIDs複数内服症例．

MTXの有効性と副作用発現は用量依存性があることが報告されている[3,4]．上記①〜⑥の症例では，用量依存性副作用（肝酵素上昇，消化器症状，口内炎，血液障害）が発現しやすいので，4〜6 mg/週の低用量で治療を開始し，安全性を確認しながら増量する．低体重者では，より低用量のMTX投与で副作用が出現する可能性が指摘されている[27]．既存の肺病変を有する症例では感染リスクが高いことが知られており，また，アルコール常飲者は潜在的葉酸欠乏状態の可能性がある．NSAIDs複数内服症例では，MTXの排泄が遅延する可能性が指摘されている．

2）増量および用量の調節と最大投与量

推奨⑤

MTX 治療開始後，4週間経過しても治療目標に達しない場合は増量する．
通常，経口投与の増量は1回に2 mgずつ行う．高疾患活動性，予後不良
因子をもつ非高齢者では，2週ごとに2 mgあるいは4週ごとに4 mgずつ
迅速に増量してもよい（図2）．
皮下投与では，通常，4週を目安に2.5 mgずつ増量してもよい．

推奨⑥

副作用危険因子がなく，忍容性に問題なければ，経口投与では，10～12
mg/週まで増量する．
効果が不十分であれば，最大16 mg/週（皮下投与は15 mg/週）まで漸
増することができるが，他のcsDMARDs，生物学的製剤やJAK阻害薬
の併用を考慮してもよい（図2）．

1. 海外での推奨

　2008年のMTX投与に関する海外の推奨では，増量の判断をする時期は，投与
開始6週間後[6]と定めている．MTX投与開始4週間後の有効率は20～30％（最終
有効率の約50％）と報告されており[28]，特に低用量ではMTXの最大効果を判定
するのには，2週間は短期間と考えられる．一方，csDMARDsによるT2T戦略の
有効性を検証した報告では，4週ごとにRA疾患活動性を評価し治療を強化した症
例では3カ月ごとに評価した症例に比べて，寛解率が高く，関節破壊も進行しな
かった[29, 30]．T2T戦略では，治療開始後3カ月で有効性を評価し，6カ月以内に治
療目標達成をめざしている．

　なお，海外の推奨では，効果不十分であれば，安全性を考慮しながら20～30 mg/
週まで増量が勧められている[6]．

2. 本邦での推奨：用量調整のエビデンス

　本邦で行われたC-OPERA試験では8 mg/週で経口投与を開始し，4週ごとに4
mg増量し，治療開始8週後には最大用量の16 mg/週まで増量するプロトコール
が用いられた[10]．海外で行われたFUNCTION試験では7.5 mg/週で開始し，8週
までに20 mg/週まで増量[17]，AVERT試験では7.5 mg/週で開始し，6～8週まで

に15〜20 mg/週までの増量が行われ，最近の臨床試験では，アジア人種に限り投与開始後8週までに最大投与量12.5 mgまたは15 mg/週に増量するプロトコールで行われていることが多い[18-21]．また，最近のMTX効果不十分（MTX-IR）を対象とした複数の臨床試験開始時の日本人のMTX平均投与量は9.7〜11.7 mg/週であった[31-33]．海外で10 mg/週以上で開始し6カ月後に20 mg/週以上への増量プロトコールで行われた臨床研究では，6カ月後15.09 mg/週までの増量にとどまっていた．これらの投与法の忍容性が確認されていることから，MTX治療開始あるいは増量後は2〜4週ごとにRA疾患活動性を評価しながら，効果が不十分であれば投与量を再考し，治療開始後8〜12週までに目標である最大投与量まで増量することが望ましい．MTX投与によりRA疾患活動性が低下しても，目標に達しない場合は，用量を増やすことによりさらなる改善が期待できる．

3. 本邦での推奨：最大投与量のエビデンス

MTXのRAに対する有効性に用量依存性があることは多くの臨床試験で確認されている．MTXの投与量別効果の検討では5〜20 mg/週の間で用量依存性が示されたが，15 mg/週超では一部の治療効果の指標はプラトーに達している[34]．また，15 mg/週超の経口投与ではbioavailability（生物学的利用能）が低下し，皮下・筋肉内投与の方が有効性が高く，消化器症状が少ないことが報告されている[35]．

C-OPERA試験は前述の通り，治療開始後8週で16 mg/週まで増量するプロトコールで行われたが，試験期間中のMTX平均投与量は11.6 mg/週（中央値11.9 mg/週）であり，試験終了時のMTXの平均投与量（±標準偏差）は10.5±5.2 mg/週（中央値12.0 mg/週）であった．また，MTXを16 mg/週服用していた症例は全体の約3割であった[10]．また，葉酸併用のもとで8 mg/週より開始し，4週ごとに4 mg増量し，可能な範囲で16 mg/週まで増量するプロトコールで行われた国内臨床研究では，最大許容用量は平均11.7 mg/週であり，76週の研究終了時には平均用量10.7 mg/週まで減量されていた[36]．

本邦では1999年にMTXがRAの治療薬として承認以来，用量の上限は8 mg/週であったが，用量増量に関する公知申請が承認された結果，2011年に最大16 mg/週まで投与が可能になり，MTX用量8 mg/週を超える症例が年々増加している[37]．

MTX 8 mg/週を超えた用量の有効性と安全性を検証する特定使用成績調査成績では，8〜10 mg/週以上に増量することにより寛解症例は24週調査群で10.5%か

ら32.5％へ，52週調査群では16.9％から47.1％まで増加した[38]．以上の成績から，日本人ではMTX 12 mg/週は忍容性に問題ないことが推測され，また8 mg/週で寛解に至らない場合でも，10 mg/週以上への増量により寛解達成が期待される．したがって，MTX 6〜8 mg/週で効果不十分であれば，10〜12 mg/週までは増量することが勧められ，増量後もさらに十分な効果が得られない場合は，個々のリスク・ベネフィットのバランスを考えながら最大16 mg/週までの漸増やMTXをアンカーとして他のcsDMARDや生物学的製剤あるいはJAK阻害薬との併用療法のいずれかを選択する．

最大投与量は16 mg/週であるが，本邦の推奨としては，増量の際の目標とする用量は10〜12 mg/週とした．

4. 増量時の注意点

高用量まで使用することにより，寛解例・著効例の増加や治療効果減弱例への対応が可能になる反面，用量依存性副作用の頻度が増加し，免疫抑制作用は強まることを念頭に，定期的な副作用モニタリングを必ず行いながら，葉酸を適切に併用することが重要である．

MTX治療により十分効果が得られても，治療経過中に治療効果が減弱することが報告されている（エスケープ現象）．一般的には，治療効果の減弱の際にはMTXの増量により，再び効果が得られることが多いので，安全性に考慮しながら増量を試みる．

3）皮下注射製剤の使用上の注意

推奨❼

MTX経口投与から皮下投与へ切り替える場合には，経口投与6 mg/週は皮下投与7.5 mg/週，経口投与8または10 mg/週は皮下投与7.5または10 mg/週，経口投与12〜16 mg/週は皮下投与10または12.5 mg/週を目安とする（表4）．初回から15 mg/週を皮下投与しないこと．切り替えた後にはMTX開始または増量時と同様の頻度でモニタリングを行う．

1. 薬物動態

　　MTXの皮下投与をすると血中濃度は30分前後で最大となり（経口投与では60分前後），血中半減期は約3時間で経口投与と同様である[39]．血中濃度の時間曲線下面積（AUC_{0-inf}）は日本人試験における10 mg皮下投与が海外試験の15 mg皮下投与と同等となっており，日本人の皮下投与量が7.5〜15 mg/週である妥当性を裏付けている（表5，6）．また，皮下注射製剤ではMTXの生物学的利用能が向上するために，AUC_{0-inf}は同量の経口投与より30〜40 %高値となっている．

　　したがって，個人差があるものの，同一用量でも経口投与と皮下投与では薬物動態が同等ではなく，皮下投与への変更は事実上の増量に相当すると考えられるため，経口投与から皮下投与へ切り替えた後にはMTX開始または増量時と同様の頻度でモニタリングを行う必要がある．なお，切り替える場合の皮下投与量の目安は少数例における薬物動態から考案されたものであり，特に日本人患者においては今後のエビデンス構築が必要である．

2. 海外での経口/皮下投与比較試験

　　MTXは従来，抗腫瘍薬として開発されたため，点滴静注などの非経口投与が主要経路であった．経口投与による消化管への直接作用や消化管吸収から門脈経路

■表4　経口投与から皮下投与へ切り替える場合の用量調整

経口製剤		皮下注射製剤
6	➡	7.5
8または10	➡	7.5または10
12〜16	➡	10または12.5

（mg/週）

■表5　日本人RA患者6例にMTX 10 mgを皮下投与したときの薬物動態パラメータ

AUC$_{0\text{-inf}}$ (ng・時/mL)	C$_{max}$ (ng/mL)	CL (L/時)	Vd (L)	T$_{1/2}$ (時)	T$_{max}$ (時)
1,640±456	479±107	6.46±1.56	26.0±4.78	2.96±1.14	0.50（0.25, 0.75）

平均値±標準偏差，T$_{max}$：中央値（最小値，最大値）
（文献39より引用）

■表6　外国人健康成人にMTX 7.5または15 mgを単回経口または皮下投与したときの薬物動態パラメータ

	用量（mg）	例数	AUC$_{0\text{-inf}}$ (ng・時/mL)	C$_{max}$ (ng/mL)	T$_{1/2}$ (時)	T$_{max}$ (時)
皮下注射製剤	7.5	14	820±80	188±31	2.91±0.44	0.63（0.50, 2.00）
	15	14	1,642±187	405±108	2.79±0.41	0.75（0.50, 1.50）
経口製剤	7.5	14	626±115	190±41	3.02±0.65	1.00（0.50, 1.50）
	15	14	1,163±298	316±94	3.38±1.34	1.00（0.75, 2.50）

標準値±標準偏差，T$_{max}$：中央値（最小値，最大値）
（文献39より引用）

を介した肝機能障害の頻度が低減する可能性を考慮して，RA患者における皮下注射製剤の開発が進められた．

　MTX未治療RA患者384例を対象としてドイツで行われたMTX15 mg/週経口投与と皮下投与の無作為割り付け二重盲検比較試験では，16週時にACR20反応未達成の経口投与患者は15 mg/週の皮下投与に変更，ACR20反応未達成の皮下投与患者は20 mg/週の皮下投与への増量となるプロトコールであったが，主要評価項目である24週時のACR20反応率は皮下投与群で78％と経口投与群の70％に比較して有意に高く（$p < 0.05$），ACR70反応率もそれぞれ41％と33％（$p < 0.05$）であった[40]．なお，16週時にACR20反応未達成で経口投与から15 mg/週の皮下投与に変更された患者の24週時ACR20反応率は30％，皮下投与15 mg/週から20 mg/週へ増量された患者の24週時ACR20反応率は23％であった．安全性に明らかな差異はなく，悪心と肝機能障害は経口投与群でおのおの12.2％と4.3％，皮下投与群でそれぞれ16.6％と1.6％であった．

　MTX経口投与から同量の皮下投与に変更した試験（31例中25例が20 mg/週）では，赤血球中のポリグルタミン酸化されたMTX代謝産物濃度が24週後に増加し

ており，それが疾患活動性の低下と相関していた[41]．実際に経口投与では15 mg/週以上で血中濃度の用量依存性が失われるが，皮下投与では20 mg/週を超えても用量依存性が認められており，高用量における皮下投与の優位性が示された[42]．

2016年に報告されたメタ解析においても，MTX皮下投与は経口投与に比較して AUC_{0-inf} が大きくなり，悪心や下痢の副作用がほぼ半減し，有効性は高まることが示された[43]．イギリスの2,093例の経口投与（投与量の中央値は15 mg/週）と949例の皮下投与（投与量の中央値は20 mg/週）を比較した実臨床データにおいては，経口投与群における肝機能障害の頻度は相対リスク1.26［95 %信頼区間 1.07-1.48］（$p = 0.006$）程度であり[44]，欧米では15 mg/週の経口投与で効果不十分あるいは不耐性を示す場合には皮下投与に変更することが検討される．

3. 本邦での経口/皮下投与比較試験

本邦では「メトトレキサート未治療の活動性関節リウマチ患者を対象としてメトトレキサート（MJK101）皮下投与の安全性及び有効性をメトトレキサート経口投与と比較する評価者盲検，被験者盲検，ダブルダミー，実薬対照，無作為化試験，及びそれに続くMJK101の長期安全性を評価する非盲検，単群，継続投与試験」（JapicCTI-194928）が2019年8月から2021年10月にかけて国内44施設で行われた[45]．本試験においては20〜75歳のMTX投与歴がない罹病期間2年未満の活動性RA患者が，まずMTX経口分割投与8 mg/週（12時間間隔で4 mgずつ）と皮下単回投与7.5 mg/週（50 mg/mLのMTX溶解液を0.15 mL）に無作為割り付けされ，経口製剤・皮下注射製剤のダブルダミーを用いて二重盲検による評価で，主要評価項目は12週時のACR20反応率であった．12週以降は非盲検で全例が皮下投与となり，7.5 mg/週，10 mg/週，12.5 mg/週，15 mg/週の4用量の範囲内で皮下投与されて52週間経過観察された（図3）．MTXの用量は低疾患活動性にならなければ4週ごとに2.5 mg/週ずつ増量としたが，不忍容であれば増量中止となった．

12週までのパート1では皮下投与群に52例，経口投与群に50例が割り付けられた．いずれの群でも96 %の患者がパート1を完遂した．患者背景としては80 %が女性，平均年齢は56歳，平均体重は60 kg（body mass indexは23.6），平均罹病期間は1.1カ月，79 %がリウマトイド因子（RF）陽性であった．約3分の2の患者が高疾患活動性，残りが中等度疾患活動性であった．RFの力価が皮下注射群で

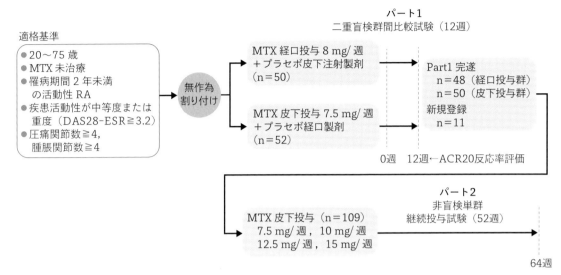

■図3　JapicCTI-194928の試験概要
（文献45を参考に作成）

やや高い以外に群間差はなかった.

　12週時ではACR20反応率が皮下投与群は59.6％，経口投与群が51％であった.
DAS28-ESRの平均変化量は皮下投与群が－1.49，経口投与群が－1.62であり，そ
の他の有効性指標においても群間で差はみられなかった.

　パート1における有害事象は皮下注射群で57.7％（副作用は25％）と経口投与
群の72％（副作用は34％）に比較して少なく，多くは軽度（グレード1）で可逆
性であり，重篤有害事象は認めなかった.　悪心などの消化器症状は皮下投与群の
15.4％，経口投与群の34％にみられた.

　12週以降のパート2に移行した症例ではACR20・50・70反応率が24週時点で
は12週時点よりもそれぞれ21.1％，27.8％，14.4％増加していた.　3分の2の症
例でMTXは15 mg/週まで増量され，全体の約半数でそれが維持されていた.　重
篤有害事象は股関節炎など4例，悪心が13.8％，口内炎が11.9％，血清ALT値の
上昇が9.2％に認められた.　MTX投与中断により軽快した事象がほとんどであり，
中止となったのは5.5％であった.　消化器有害事象も用量を問わず20％前後であっ
た.　注射部位反応も特に問題とならなかった.

4. 投与時および保管時の注意

　現在，本邦で販売されているMTX注射製剤は，プレフィルドシリンジであり，

すでに薬剤が注射器に充填されている皮下注射用のシリンジ製剤である．使い捨て製剤で，含まれる薬液は全量を使用する．

注射部位の皮膚の炎症や硬結を防ぐため，連続して同じ部位への注射は控える．皮膚にMTX薬液が触れないように注意し，もし皮膚に薬液が付着した場合は，すぐに十分な量の水で洗い流す．

また，本製剤は光にあたらないよう箱に入れたまま室温で保管する必要がある．

2 用法

推奨❽

> 経口投与の場合は，1週間あたりのMTX投与量を1回または2〜3回に分割して，12時間間隔で1〜2日間かけて投与する．1週間あたりの全量を1回投与することも可能であるが，8 mg/週を超えて投与するときは，分割投与が望ましい（図4）．
> 皮下投与の場合は，1週間間隔で単回投与する．

経口投与ではMTX 6〜8 mg/週の用量であれば，単回または12時間ごとに2〜3回で分割投与し，残りの5〜6日間は休薬するが，一般的に8 mg/週までの用量

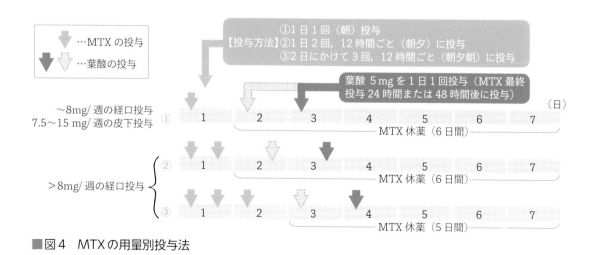

■図4 MTXの用量別投与法

であれば，単回投与が標準的である．経口投与した場合の生物学的利用能はMTX投与量や単回投与 / 分割投与で異なる[46-49]．ただし，本邦において単回投与と分割投与の生物学的利用能を比較した成績はない．また，MTX単回経口投与と皮下投与の生物学的利用能の比較が海外で検討され，MTX皮下投与は経口投与で効果不十分例や忍容性がない症例に海外で以前より使用されてきた[50]．MTX 15 mg/週の皮下投与と経口投与の比較では皮下投与の有効性がまさっていた[40]（**本章 ❶-3）皮下注射製剤の使用上の注意，p.33参照**）．さらに，MTX用量別に皮下投与と経口投与の生物学的利用能を比較した成績では，10 mg/週の用量でも，皮下投与の方が経口投与より生物学的利用能は25％高く，15 mg/週を超えるとその差は大きくなる[42]．また，海外の成績ではMTX 8 mg/週以内の経口投与量においては単回投与と分割投与の生物学的利用能に差はないが，25～35 mg/週の高用量投与の場合は，分割投与の方が生物学的利用能は高いことが示されている[51]．

　一方，高用量を単回投与した場合は，嘔気などの消化器症状の発現が問題になることがあり，RA患者におけるMTX使用法についてのカナダリウマチ学会の推奨ではMTX経口分割投与あるいは皮下投与が消化器症状の軽減策として示されている[52]．したがって，MTX 8 mg/週を超えて経口投与する際は，1～2日にかけて12時間ごとに分割投与する方が，単回投与よりも生物学的利用能が高く，消化器症状を抑制できる可能性がある．高用量使用時の特定使用成績調査では，2日にかけて3回分割投与が全例の約2/3を占め，1日2回投与が約25％であった．2日にかけての4回分割投与は5～10％で，1週間あたりの投与量を1回で服用する症例は4％未満であった[38]．

　経口投与においてはMTX 8 mg/週以下の用量では生物学的利用能の観点からも原則単回投与が適切であるが，12時間ごとの1日2回分割投与あるいは初日から2日目にかけての3回分割投与でもよい．MTX 10～16 mg/週の用量では，単回または12時間ごとに2～3回分割投与する．1回または2回分割投与の場合は，残りの6日間，3回分割投与の場合は残りの5日間は休薬し，このサイクルを1週ごとにくり返す．

　皮下投与は，経口投与から変更する時は**推奨7**にしたがい7.5～15 mg/週の単回投与をくり返す．

3 併用療法におけるMTX

併用療法については，「関節リウマチ診療ガイドライン2020」も参照すること．

1）MTXと従来型合成抗リウマチ薬（csDMARDs）との併用療法

推奨❾　MTXを十分量継続的に使用しても治療目標に達しない場合は，csDMARDsの併用は選択肢の1つである．

MTX-IR（step up）や重症・難治性RA（parallel, step down）に対してDMARDs併用療法の有用性が報告されている[53-56]．ACRのcsDMARDsと生物学的製剤の使用に関する推奨2021年改訂版では[55]，推奨されているDMARDs併用療法のほとんどがMTXを基本薬としている．有効性が報告され，かつ本邦で販売されているcsDMARDsとの組み合わせを表7に示す．

シクロスポリンA（CYA）は，本邦ではRA治療薬として承認されていないが，早期RAあるいはMTX-IRにおいて，MTXとの併用療法の有効性が報告されている[57, 58]．ただし，併用によりeGFR低下とMTX最高血中濃度の上昇が報告されており[70]，効果が限定的とする報告もある[71]．使用する際は，説明と同意が必要である．一方，CYAと類似した作用機序を有するタクロリムス（TAC）は，MTX-IRに対する追加併用療法としての有用性[72]および，レフルノミド（LEF）追加併用療法と比較して治療効果の非劣性が臨床試験にて示されており[73]，本邦での製造販売後調査より安全性が確認されている[74]．

サラゾスルファピリジン（SASP）は，早期RAあるいはSASP-IRにおいてMTXとの併用効果が示されているが[59-61]，早期RAを対象とした臨床試験では，MTX単剤と比較して有効性の差は小さいとの報告もある[62]．

MTX+LEF[63]，MTX+注射金剤（金チオリンゴ酸ナトリウム）[64]，MTX+TAC[65, 66]，MTX+イグラチモド（IGU）[67, 68]はMTX-IRに対して追加併用療法の有効性が報告されている．

MTX+LEFの併用に関しては，海外において有効性が報告されているが，両剤

■表7 有効性が確認されている MTX をアンカーとした csDMARDs 併用療法

csDMARD	報告者・年	対象	治療群 （併用 csDMARD の用量）	併用療法 のタイプ	MTX 用量 mg/週
シクロスポリンA[*1] （CYA）	Tugwell P, 1995[57]	MTX-IR	MTX 単剤 MTX＋CYA（2.97 mg/kg）	step-up	15
	Marchesoni A, 2003[58]	早期 RA	MTX 単剤 MTX＋CYA（3～4 mg/kg）	parallel	9.5～11.2
サラゾスルファピリジン （SASP）	Capell HA, 2007[59] （MASCOT 試験）	SASP-IR	MTX 単剤 SASP 単剤 MTX＋SASP（40 mg/kg 目標用量）	step-up	12.5～15
	Dougados M, 1999[60]	早期 RA	MTX 単剤 SASP 単剤 MTX＋SASP（2 g）	parallel	～15
	Haagsma CJ, 1994[61]	SASP-IR	MTX 単剤 SASP 単剤 MTX＋SASP（nd）	parallel	7.9～8.3
	Haagsma CJ, 1997[62]	早期 RA	MTX 単剤 SASP 単剤 MTX＋SASP（3 g）	parallel	～15
レフルノミド （LEF）	Kremer JM, 2002[63]	MTX-IR	MTX 単剤 MTX＋LEF（20 mg）	step-up	16.1～16.8
注射金剤	Lehman AJ, 2005[64] （METGO 試験）	MTX-IR	MTX 単剤 MTX＋注射金剤（～50 mg/週）	step-up	18.5
タクロリムス （TAC）	Kremer JM[*2], 2003[65]	MTX-IR	MTX 単剤→MTX＋TAC（3 mg）	step-up	①5～12.5 ②15～20
	Kitahama M, 2013[66]	MTX-IR	MTX 単剤 MTX＋TAC（0.5～3 mg）	step-up	8
イグラチモド （IGU）	Ishiguro N, 2013[67]	MTX-IR	MTX 単剤 MTX＋IGU（50 mg）	step-up	8
	Hara M, 2014[68]	MTX-IR	MTX 単剤 MTX＋IGU（50 mg）	step-up	8
ブシラミン （BUC）	Ichikawa Y, 2006[69]	早期 RA	MTX 単剤 BUC 単剤 MTX＋BUC（200 mg）	parallel	8

＊1：CYA は本邦で RA に対する保険適用はない
＊2：open-study
IR：効果不十分，step-up：追加併用，parallel：同時併用，nd：未記載，用量は 1 日あたり

の併用により免疫抑制作用が強力になり，また間質性肺炎，骨髄障害，肝障害の副作用が重複することから，LEF関連の間質性肺炎の発現率が高い本邦では，既存の肺病変がない非高齢者など慎重に適応症例を選択する必要がある．

ブシラミン（BUC）は本邦でMTX未治療の早期RAを対象にしたMTX，BUC，両者併用の3群比較試験で各単剤に比べてACR20反応率，関節破壊進行抑制効果が有意に高かった[69]．しかし，葉酸5 mg/週併用下でMTX用量が8 mg/週と少なく，MTX-IRでの検討はないことから，さらなるエビデンスが必要である．

注射金剤の併用は選択肢の1つであるが，注射金剤の使用頻度は現在，非常に少なく，経口製剤であるSASP，BUC，TAC，IGUを優先する．

2）MTXと生物学的製剤との併用療法

推奨⑩

> MTXを十分量継続的に使用しても治療目標に達しない場合は，生物学的製剤の使用を考慮すべきである．生物学的製剤使用の際は，MTXに追加併用することで，より高い効果が期待できる．

2013EULARのRA管理に関する推奨策定にあたって，生物学的製剤の有効性と生物学的製剤を含む治療戦略比較試験に関する51の論文と57の抄録を系統的に解析した研究では，一部に生物学的製剤単剤治療の有効性データはあるものの，すべての生物学的製剤はMTXとの併用でより有効であること（エビデンスレベル1B）が報告されており[75]，2019年の推奨アップデートではMTXを含むcsDMARDsで治療目標に達しない場合の，1剤目の薬剤として生物学的製剤は追加されるべきとされている[56]．

MTX＋生物学的製剤併用と生物学的製剤単剤の有効性を比較した主な臨床試験の成績（表8）をみると，TNF阻害薬では，早期RAとMTX-IRのいずれを対象とした試験においても，ほとんどの試験でMTX＋生物学的製剤併用の方が，生物学的製剤単剤に比して，有効率，寛解率，HAQ-DIおよび関節破壊抑制効果において優れていた．MTX-IRを対象にエタネルセプト（ETN）の追加併用と切り替えを比較したADORE試験では，16週と観察期間は短いものの有効性に有意差はなかったが，ETN（TEMPO試験，JESMR試験），アダリムマブ（ADA）

■表8　生物学的製剤単剤とMTX＋生物学的製剤併用の有効性を比較した臨床試験の成績

	生物学的製剤	臨床試験名報告者・年	対象	治療群	有効性比較[*1]
TNF阻害薬	アダリムマブ（ADA）	PREMIER試験 Breedveld FC, 2006[76]	MTX未治療 活動性早期RA	MTX単剤 ADA単剤 ADA＋MTX併用	併用群＞単剤群 （ACR20/50/70/90, DAS28, 関節破壊抑制）
	エタネルセプト（ETN）	TEMPO試験 Klareskog L, 2004[77]	DMARD-IR 罹病期間約6年 活動性RA	MTX単剤 ETN単剤 ETN＋MTX併用	併用群＞単剤群 （DAS28/低活動性, HAQ, 関節破壊抑制）
		ADORE試験 van Riel PL, 2006[78]	MTX-IR 罹病期間10年 活動性RA	ETN単剤 ETN＋MTX併用	併用群≒単剤群
		JESMR試験[*2] Kameda H, 2011[79]	MTX-IR 罹病期間8〜10年 活動性RA	ETN単剤 ETN＋MTX併用	併用群＞単剤群 （DAS28, ACR70, HAQ-DI, 関節破壊抑制）
	ゴリムマブ（GLM）	GO-BEFORE試験 Emery P, 2009[80]	MTX未治療 活動性早期RA	MTX単剤 GLM 100 mg単剤 GLM 50, 100 mg ＋MTX併用	併用群＞単剤群 （ACR70/ACR90）
		GO-FORWARD試験 Keystone EC, 2009[81]	MTX-IR 罹病期間5〜6年 活動性RA	GO-BEFORE試験 と同じ	併用群＞単剤群 （ACR20〜90, EULAR反応率）
IL-6阻害薬	トシリズマブ（TCZ）	CHARISMA試験 Maini RN, 2006[82]	MTX-IR 活動性RA	MTX単剤 TCZ 2, 4, 8 mg/kg 単剤 TCZ 2, 4, 8 mg/kg ＋MTX併用	併用群（TCZ 8 mg/kg） ＞単剤群（TCZ 8 mg/kg） （ACR70）
		ACT-RAY試験 Dougados M, 2014[83]	MTX-IR 罹病期間8年 活動性RA	TCZ 8 mg/kg単剤 TCZ 8 mg/kg＋ MTX併用	併用群＞単剤群 （DAS28, 関節破壊抑制）
		FUNCTION試験 Burmester GR, 2016[17]	MTX未治療 活動性早期RA	MTX単剤 TCZ 8 mg/kg単剤 TCZ 4/8 mg/kg＋ MTX併用	併用群＞単剤群 （ACR20/50/70, Boolean寛解, 関節破壊抑制）
		SURPRISE試験 Kaneko Y, 2016[84]	MTX-IR 活動性RA	TCZ 8 mg/kg単剤 TCZ 8 mg/kg＋ MTX併用	併用群＞単剤群 （24週DAS寛解, 関節破壊抑制）
	サリルマブ（SAR）	MOBILITY試験 Genovese MC, 2015[85]	MTX-IR 活動性RA	MTX単剤 SAR＋MTX併用	併用群＞単剤群 （ACR20/50/70, HAQ-DI, 関節破壊抑制）
		MONARCH試験 Burmester GR, 2017[86]	MTX-IR,不耐容	SAR単剤 ADA単剤	SAR単剤群＞ADA単剤群 （DAS28, CDAI, HAQ-DI）
T細胞選択的共刺激調節薬	アバタセプト（ABT）	AVERT試験 Emery P, 2015[16]	MTX未治療 活動性早期RA	MTX単剤 ABT単剤 ABT＋MTX併用	併用群＞単剤群 （DAS28/SDAI/Boolean寛解, HAQ-DI）
		第4相試験 Matsubara T, 2018[87]	MTX-IR 活動性RA	MTX単剤 ABT＋MTX併用	併用群＞単剤群 （ACR20/50/70, DAS28, SDAI, CDAI, HAQ-DI）

＊1：（ ）内は評価項目，＊2：open-study，IR：効果不十分

（PREMIER試験），ゴリムマブ（GLM）（GO-BEFORE試験，GO-FORWARD試験）では，単剤で使用できる生物学的製剤でもMTXとの併用でより高い有効率，著効率，寛解率，生活機能改善効果，関節破壊進行抑制効果が示されている[76-81]．したがって，禁忌などがなければMTXとの併用が勧められる．

　トシリズマブ（TCZ）＋MTX併用とTCZ単剤の有効性を比較した代表的な4臨床試験（CHARISMA，ACT-RAY，FUNCTION，SURPRISE）では，併用群の方が単剤群より有効性が高い傾向にあった[17, 82-84]．以上より，MTX未治療およびMTX-IRにTCZを使用する際も，MTXの禁忌や慎重投与がなければ併用が勧められる．しかし，最近の生物学的製剤単剤とMTX併用の有効性比較を，系統的文献レビューやネットワークメタ分析で検討すると[88, 89]，TCZ＋MTX併用効果は，TNF阻害薬＋MTX併用に比べて小さく，サリルマブ（SAR）の2つの臨床試験（MOBILITY試験とMONARCH試験）の比較解析においてもSARに対するMTX併用の意義は明らかでなかった[90]．

　アバタセプト（ABT）はMTX未治療の早期RAを対象としたAVERT試験において[16]，DAS28寛解率はMTX単剤群43.1％，ABT単剤群45.7％と同様であったが，両者併用群で61.3％と高かった．MTX-IRを対象とした成績はなく，他の生物学的製剤に比べてエビデンスは不足している．

3）MTX と JAK 阻害薬との併用療法

推奨⑪

> MTXを十分量継続的に使用しても治療目標に達しない場合は，JAK阻害薬の使用を，長期安全性が十分に確立していないことを含めて考慮すべきである．

　JAK阻害薬であるトファシチニブ（TOF），バリシチニブ（BAR），ペフィシチニブ（PEF），ウパダシチニブ（UPA）とフィルゴチニブ（FIL）は，MTX-IRを対象に行われた臨床試験で有効性が示されている．海外の報告ではMTX平均用量約15〜17 mg/週，日本人集団の報告では平均用量約11 mg/週併用下において各JAK阻害薬の追加併用試験にて客観的活動性指標（DAS28，CDAI，SDAI，ACR20/50/70反応率）の有意な改善が示されている[33, 91-94]．生物学的製剤同様，MTXの併用により高い治療効果を示し，一部の試験では対照薬のTNF阻害薬と比較して有意に高い治療効果を示していた．また併用療法と遜色ないJAK阻害薬単剤治療の結果もみられている．TOF以外はいずれも製造販売後調査中であり，現時点では医療経済面と安全性を考慮してcsDMARDsあるいは生物学的製剤との併用療法を優先する．

4）各併用療法における MTX 用量

推奨⑫

> 他のcsDMARDs，生物学的製剤やJAK阻害薬と併用して使用する際，MTXの用量は，MTX単剤治療の場合と同様に，経口投与で最大16 mg/週まで使用できる．副作用リスクがある症例では生物学的製剤併用時にMTXの減量を考慮してもよい．

　国内外で行われたMTXとcsDMARDsとの併用試験におけるMTX投与量は5〜20 mg/週であった（表7）．本邦の試験にのみ着目すると，2010年まで投与量の上限が8 mg/週であったこともあり海外に比べて少ない用量である．海外の試験では10〜20 mg/週が使用されており，単剤使用群と用量に差はなく，副作用発現頻度に差はない．

一方，分子標的薬である生物学的製剤とJAK阻害薬の海外臨床試験における MTX投与量は10～25 mg/週であり（表9），海外での一般的なMTX投与量である．本邦でMTX高用量が承認されて以降に行われたC-OPERA試験ではMTX群，MTX＋セルトリズマブ ペゴル（CZP）群ともに11.6 mg/週であり，約3割の症例は16 mg/週を併用していた[10]．したがって，本邦の最大承認用量である16 mg/週使用下でも，生物学的製剤併用の忍容性に問題はないと考えられる．JAK阻害薬で同様のMTX増量試験は行われていないため，忍容性は不明だが類似した傾向にあると考えられる．生物学的製剤の有効性に関しては，ETN[106]とADA[107]の本邦製造販売後調査結果では，MTX 10 mg/週使用例の寛解率が最も高かった．以上の成績から，生物学的製剤併用時には，MTXは単剤治療時と同様に，経口投与において16 mg/週まで使用が可能である．

　しかし，臨床試験における分子標的薬単剤治療とMTX＋分子標的薬併用治療の副作用の発現頻度に有意差はないが，重症感染症は併用群でやや多い傾向がある[33, 76, 77, 94, 104, 105, 108, 109]．また，MTX未治療の早期RAを対象に，ADA＋MTX併用の有効性と安全性をMTX 2.5 mg/週，5 mg/週，10 mg/週，20 mg/週の4用量別に比較したCONCERTO試験の成績では，2.5 mg/週，5 mg/週群に比べて10 mg/週，20 mg/週群の方が，著効例が多かったが，10 mg/週と20 mg/週群の間に有意差はなかった．一方，感染症，脱毛，消化器症状は用量依存性に増える傾向があったことから，MTX未治療症例をMTX＋TNF阻害薬併用で治療する場合，MTX用量として10 mg/週を選択肢とすることを示唆している[110]．したがって，MTX 12 mg/週を超えて使用している症例で生物学的製剤を併用する場合，高齢者，副腎皮質ステロイド服用，糖尿病，肺病変などの感染症を含めた副作用リスクがある症例では，MTXの減量は考慮してもよい．なお，生物学的製剤投与中のMTX増量のエビデンスは多くないが，有効性が示唆されているため[38, 111, 112]，MTXをアンカーとした併用療法を行っても効果不十分な場合は，MTX増量の余地があれば，それも選択肢の1つとして考慮してよい．

第3章

■表9　主な生物学的製剤またはJAK阻害薬臨床試験におけるMTX投与量

分子標的薬	臨床試験 報告者・年	MTX投与量	
		生物学的製剤またはJAK阻害薬＋MTX群	MTX群
インフリキシマブ （IFX）	ASPIRE試験 St. Clair E, 2004[95)]	IFX 3 mg＋MTX：15.5±7.6 mg/週 IFX 6 mg＋MTX：14.9±7.7 mg/週	MTX：15.1±8.0 mg/週
エタネルセプト （ETN）	TEMPO試験 Klareskog L, 2004[77)]	ETN＋MTX ：16.9 mg/週（1年目） ：16.4 mg/週（2年目）	MTX ：17.2 mg/週（1年目） ：16.5 mg/週（2年目）
アダリムマブ （ADA）	PREMIER試験 Breedveld FC, 2006[76)]	ADA＋MTX：16.3 mg/週	MTX：16.9 mg/週
ゴリムマブ （GOL）	GO-BEFORE試験 Emery P, 2009[80)]	GOL 50 mg＋MTX　：19.2±2.35 mg/週 GOL 100 mg＋MTX：19.1±3.31 mg/週	MTX：19.1±2.73 mg/週
セルトリズマブ ペゴル（CZP）	RAPID 2試験 Smolen J, 2009[96)]	CZP 200 mg＋MTX：12.5±3.6 mg/週 CZP 400 mg＋MTX：12.6±3.7 mg/週	MTX：12.2±3.3 mg/週
	C-OPERA試験 Atsumi T, 2016[10)]	CZP 200 mg＋MTX：11.62±2.95 mg/週	MTX：11.61±2.68 mg/週
オゾラリズマブ （OZR）	OHZORA試験 Tanaka Y, 2022[97)]	OZR 30 mg＋MTX：10.0 mg/週 OZR 80 mg＋MTX：10.1 mg/週	MTX：10.1 mg/週 （PCB→OZR 30 mg） MTX：11.0 mg/週 （PCB→OZR 80 mg）
トシリズマブ （TCZ）	CHARISMA試験 Maini RN, 2006[82)]	TCZ 2 mg/kg＋MTX ：（L：M：H＝36.5：48.1：15.4％） TCZ 4 mg/kg＋MTX ：（L：M：H＝34.7：49.0：16.3％） TCZ 8 mg/kg＋MTX ：（L：M：H＝36：48：16％） MTX投与量は右の欄参照	MTX： （L：M：H＝34.7：49.0：16.3％） 　L＝10～12.5 mg/週, 　M＝15～17.5 mg/週, 　H＝20～25 mg/週
サリルマブ （SAR）	KAKEHASI試験 Tanaka Y, 2019[98)]	SAR 150 mg+MTX：10.1 mg/週 SAR 200 mg+MTX：10.1 mg/週	MTX：9.4 mg/週 （PCB→SAR 150 mg） MTX：10.4 mg/週 （PCB→SAR 200 mg）
アバタセプト （ABT）	ATTEST試験 Schiff M, 2008[99)]	ABT＋MTX：16.5 mg/週 IFX＋MTX　：16.3 mg/週	MTX：16.6 mg/週
	AGREE試験 Wells F, 2011[100)]	ABT＋MTX：18.9±3.2 mg/週	MTX：18.9±3.4 mg/週

（次ページへ続く）

分子標的薬	臨床試験 報告者・年	MTX投与量	
		生物学的製剤またはJAK阻害薬＋MTX群	MTX群
トファシチニブ （TOF）	第II相試験[101] Tanaka Y, 2011	TOF 2 mg＋MTX ：9.0 mg/週 TOF 6 mg＋MTX ：8.4 mg/週 TOF 10 mg＋MTX：8.6 mg/週 TOF 20 mg＋MTX：9.0 mg/週	MTX：8.1 mg/週
	ORAL Strategy試験 Fleishmann R, 2017[102]	TOF 10mg：なし TOF 10mg＋MTX：16.7mg/週 ADA＋MTX ：16.4 mg/週	なし
バリシチニブ （BAR）	RA-BEAM試験 Taylor PC. 2017[103]	BAR 4 mg＋MTX：14.9±4.6 mg/週 ADA＋MTX ：14.6±4.4 mg/週 日本人部分集団 BAR 4 mg＋MTX：10.6±2.8 mg/週 ADA＋MTX ：10.7±2.7 mg/週	MTX：14.8±4.8 mg/週 日本人部分集団 MTX：10.0±2.5 mg/週
ペフィシチニブ （PEF）	RAJ4試験 Takeuchi T. 2019[33]	MTX＋PEF 100 mg：10.09±2.75 mg/週 MTX＋PEF 150 mg：9.88±2.81 mg/週	MTX：9.78±3.08 mg/週
ウパダシチニブ （UPA）	SELECT- COMPARE試験 Fleishmann R. 2019[94]	MTX＋UPA 15 mg：17.0±4.17 mg/週 MTX＋ADA ：17.1±3.76 mg/週	MTX：16.8±3.82 mg/週
	SELECT- SUNRISE試験 Kameda H. 2020[104]	MTX＋UPA 15 mg ：9.2±1.86 mg/週 MTX＋UPA 7.5 mg：10.3±2.57 mg/週	MTX：10.1±2.51 mg/週
フィルゴチニブ （FIL）	FINCH 1試験 Combe B. 2021[105]	MTX＋FIL 100 mg：15.5±4.81 mg/週 MTX＋FIL 200 mg：15.3±4.94 mg/週 MTX＋ADA ：15.4±4.79 mg/週 日本人部分集団 MTX＋FIL 100 mg：11.0±2.61 mg/週 MTX＋FIL 200 mg：10.1±3.39 mg/週 MTX＋ADA ：9.8±3.00 mg/週	MTX：14.9±4.52 mg/週 日本人部分集団 MTX：10.3±2.50 mg/週

第3章

References

1) Williams HJ, et al：Comparison of low-dose oral pulse methotrexate and placebo in the treatment of rheumatoid arthritis. A controlled clinical trial. Arthritis Rheum, 28：721-730, 1985

2) Weinblatt ME, et al：Efficacy of low-dose methotrexate in rheumatoid arthritis. N Engl J Med, 312：818-822, 1985

3) Furst DE, et al：Increasing methotrexate effect with increasing dose in the treatment of resistant rheumatoid arthritis. J Rheumatol, 16：313-320, 1989

4) Schnabel A, et al：Tolerability of methotrexate starting with 15 or 25 mg/week for rheumatoid arthritis. Rheumatol Int, 14：33-38, 1994

5) Pavy S, et al：Methotrexate therapy for rheumatoid arthritis: clinical practice guidelines based on published evidence and expert opinion. Joint Bone Spine, 73：388-395, 2006

6) Visser K, et al：Multinational evidence-based recommendations for the use of methotrexate in rheumatic disorders with a focus on rheumatoid arthritis: integrating systematic literature research and expert opinion of a broad international panel of rheumatologists in the 3E Initiative. Ann Rheum Dis, 68：1086-1093, 2009

7) Visser K & van der Heijde D：Optimal dosage and route of administration of methotrexate in rheumatoid arthritis: a systematic review of the literature. Ann Rheum Dis, 68：1094-1099, 2009

8) Mouterde G, et al：Optimizing methotrexate therapy in rheumatoid arthritis: a systematic literature review. Joint Bone Spine, 78：587-592, 2011

9) 柏崎禎夫，他：慢性関節リウマチに対するL-377（メトトレキサートカプセル）の至適投与量検討試験．炎症，16：437-458，1996

10）Atsumi T, et al：The first double-blind, randomised, parallel-group certolizumab pegol study in methotrexate-naive early rheumatoid arthritis patients with poor prognostic factors, C-OPERA, shows inhibition of radiographic progression. Ann Rheum Dis, 75：75-83, 2016

11）Thompson RN, et al：A controlled two-centre trial of parenteral methotrexate therapy for refractory rheumatoid arthritis. J Rheumatol, 11：760-763, 1984

12）Hobl EL, et al：A randomized, double-blind, parallel, single-site pilot trial to compare two different starting doses of methotrexate in methotrexate-naïve adult patients with rheumatoid arthritis. Clin Ther, 34：1195-1203, 2012

13）Dhir V, et al：Randomized controlled trial comparing 2 different starting doses of methotrexate in rheumatoid arthritis. Clin Ther, 36：1005-1015, 2014

14）Bergstra SA, et al：Meta-Regression of a Dose-Response Relationship of Methotrexate in Mono- and Combination Therapy in Disease-Modifying Antirheumatic Drug-Naive Early Rheumatoid Arthritis Patients. Arthritis Care Res (Hoboken), 69：1473-1483, 2017

15）Bergstra SA, et al：Similar short-term clinical response to high-dose versus low-dose methotrexate in monotherapy and combination therapy in patients with rheumatoid arthritis. Arthritis Res Ther, 19：258, 2017

16）Emery P, et al：Evaluating drug-free remission with abatacept in early rheumatoid arthritis: results from the phase 3b, multicentre, randomised, active-controlled AVERT study of 24 months, with a 12-month, double-blind treatment period. Ann Rheum Dis, 74：19-26, 2015

17）Burmester GR, et al：Tocilizumab in early progressive rheumatoid arthritis: FUNCTION, a randomised controlled trial. Ann Rheum Dis, 75：1081-1091, 2016

18）Westhovens R, et al：Filgotinib in combination with methotrexate or as monotherapy versus methotrexate monotherapy in patients with active rheumatoid arthritis and limited or no prior exposure to methotrexate: the phase 3, randomised controlled FINCH 3 trial. Ann Rheum Dis, 80：727-738, 2021

19）van Vollenhoven R, et al：Efficacy and Safety of Upadacitinib Monotherapy in Methotrexate-Naive Patients With Moderately-to-Severely Active Rheumatoid Arthritis（SELECT-EARLY）: A Multicenter, Multi-Country, Randomized, Double-Blind, Active Comparator-Controlled Trial. Arthritis Rheumatol, 72：1607-1620, 2020

20）Lee EB, et al：Tofacitinib versus methotrexate in rheumatoid arthritis. N Engl J Med, 370：2377-2386, 2014

21) Fleischmann R, et al：Baricitinib, Methotrexate, or Combination in Patients With Rheumatoid Arthritis and No or Limited Prior Disease-Modifying Antirheumatic Drug Treatment. Arthritis Rheumatol, 69：506-517, 2017

22) Gaujoux-Viala C, et al：Optimal methotrexate dose is associated with better clinical outcomes than non-optimal dose in daily practice: results from the ESPOIR early arthritis cohort. Ann Rheum Dis, 76：2054-2060, 2017

23) Smolen JS, et al：Treating rheumatoid arthritis to target: 2014 update of the recommendations of an international task force. Ann Rheum Dis, 75：3-15, 2016

24) van der Heijde DM, et al：Prognostic factors for radiographic damage and physical disability in early rheumatoid arthritis. A prospective follow-up study of 147 patients. Br J Rheumatol, 31：519-525, 1992

25) Singh JA, et al：2012 update of the 2008 American College of Rheumatology recommendations for the use of disease-modifying antirheumatic drugs and biologic agents in the treatment of rheumatoid arthritis. Arthritis Care Res (Hoboken), 64：625-639, 2012

26) Smolen JS, et al：EULAR recommendations for the management of rheumatoid arthritis with synthetic and biological disease-modifying antirheumatic drugs: 2013 update. Ann Rheum Dis, 73：492-509, 2014

27) Suzuki Y, et al：Elevation of serum hepatic aminotransferases during treatment of rheumatoid arthritis with low-dose methotrexate. Risk factors and response to folic acid. Scand J Rheumatol, 28：273-281, 1999

28) Strand V, et al：Treatment of active rheumatoid arthritis with leflunomide compared with placebo and methotrexate. Leflunomide Rheumatoid Arthritis Investigators Group. Arch Intern Med, 159：2542-2550, 1999

29) Grigor C, et al：Effect of a treatment strategy of tight control for rheumatoid arthritis (the TICORA study): a single-blind randomised controlled trial. Lancet, 364：263-269, 2004

30) Verstappen SM, et al：Intensive treatment with methotrexate in early rheumatoid arthritis: aiming for remission. Computer Assisted Management in Early Rheumatoid Arthritis (CAMERA, an open-label strategy trial). Ann Rheum Dis, 66：1443-1449, 2007

31) Tanaka Y, et al：Efficacy and safety of baricitinib in Japanese patients with rheumatoid arthritis: Subgroup analyses of four multinational phase 3 randomized trials. Mod Rheumatol, 28：583-591, 2018

32) Tanaka Y, et al：Efficacy and safety of peficitinib (ASP015K) in patients with rheumatoid arthritis and an inadequate response to conventional DMARDs: a randomised, double-blind, placebo-controlled phase III trial (RAJ3). Ann Rheum Dis, 78：1320-1332, 2019

33) Takeuchi T, et al：Efficacy and safety of peficitinib (ASP015K) in patients with rheumatoid arthritis and an inadequate response to methotrexate: results of a phase III randomised, double-blind, placebo-controlled trial (RAJ4) in Japan. Ann Rheum Dis, 78：1305-1319, 2019

34) Seideman P：Methotrexate--the relationship between dose and clinical effect. Br J Rheumatol, 32：751-753, 1993

35) Wegrzyn J, et al：Better efficacy of methotrexate given by intramuscular injection than orally in patients with rheumatoid arthritis. Ann Rheum Dis, 63：1232-1234, 2004

36) Takahashi C, et al：Association of erythrocyte methotrexate-polyglutamate levels with the efficacy and hepatotoxicity of methotrexate in patients with rheumatoid arthritis: a 76-week prospective study. RMD Open, 3：e000363, 2017

37) Yamanaka H, et al：Estimates of the prevalence of and current treatment practices for rheumatoid arthritis in Japan using reimbursement data from health insurance societies and the IORRA cohort (I). Mod Rheumatol, 24：33-40, 2014

38) 「リウマトレックス®適正使用情報 Vol.21-重篤な副作用および死亡症例の発現状況-，-特定使用成績調査の最終報告-」，ファイザー株式会社，2015年6月

39) 抗リウマチ剤 メトジェクト®皮下注7.5/10/12.5/15mgシリンジ添付文書．日本メダック株式会社，エーザイ株式会社，2022

第3章

40） Braun J, et al：Comparison of the clinical efficacy and safety of subcutaneous versus oral administration of methotrexate in patients with active rheumatoid arthritis: results of a six-month, multicenter, randomized, double-blind, controlled, phase IV trial. Arthritis Rheum, 58：73-81, 2008

41） Stamp LK, et al：Effects of changing from oral to subcutaneous methotrexate on red blood cell methotrexate polyglutamate concentrations and disease activity in patients with rheumatoid arthritis. J Rheumatol, 38：2540-2547, 2011

42） Schiff MH, et al：Head-to-head, randomised, crossover study of oral versus subcutaneous methotrexate in patients with rheumatoid arthritis: drug-exposure limitations of oral methotrexate at doses ≥15 mg may be overcome with subcutaneous administration. Ann Rheum Dis, 73：1549-1551, 2014

43） Li D, et al：Subcutaneous administration of methotrexate at high doses makes a better performance in the treatment of rheumatoid arthritis compared with oral administration of methotrexate: A systematic review and meta-analysis. Semin Arthritis Rheum, 45：656-662, 2016

44） Li CKH, et al：Safety and Tolerability of Subcutaneous Methotrexate in Routine Clinical Practice. Arthritis Care Res（Hoboken）, 73：1306-1311, 2021

45） Tanaka Y, et al：Efficacy and tolerability of subcutaneously administered methotrexate including dose escalation in long-term treatment of rheumatoid arthritis in a Japanese population. Mod Rheumatol：doi:10.1093/mr/roac103, 2022

46） Hoekstra M, et al：Bioavailability of higher dose methotrexate comparing oral and subcutaneous administration in patients with rheumatoid arthritis. J Rheumatol, 31：645-648, 2004

47） Korber H, et al：Bioavailability and pharmacokinetics of methotrexate（MTX）and its metabolite 7-hydroxy MTX after low dose MTX（25mg）in patients with chronic rheumatic diseases. Arthritis Rheum, 35 Suppl：S142, 1992

48） Freeman-Narrod M, et al：Comparison of serum concentrations of methotrexate after various routes of administration. Cancer, 36：1619-1624, 1975

49） Teresi ME, et al：Methotrexate bioavailability after oral and intramuscular administration in children. J Pediatr, 110：788-792, 1987

50） Bianchi G, et al：Methotrexate and Rheumatoid Arthritis: Current Evidence Regarding Subcutaneous Versus Oral Routes of Administration. Adv Ther, 33：369-378, 2016

51） Hoekstra M, et al：Splitting high-dose oral methotrexate improves bioavailability: a pharmacokinetic study in patients with rheumatoid arthritis. J Rheumatol, 33：481-485, 2006

52） Katchamart W, et al：Canadian recommendations for use of methotrexate in patients with rheumatoid arthritis. J Rheumatol, 37：1422-1430, 2010

53） Rath T & Rubbert A：Drug combinations with methotrexate to treat rheumatoid arthritis. Clin Exp Rheumatol, 28：S52-S57, 2010

54） Dale J, et al：Combination therapy for rheumatoid arthritis: methotrexate and sulfasalazine together or with other DMARDs. Nat Clin Pract Rheumatol, 3：450-8; quiz, following 478, 2007

55） Fraenkel L, et al：2021 American College of Rheumatology Guideline for the Treatment of Rheumatoid Arthritis. Arthritis Care Res（Hoboken）, 73：924-939, 2021

56） Smolen JS, et al：EULAR recommendations for the management of rheumatoid arthritis with synthetic and biological disease-modifying antirheumatic drugs: 2019 update. Ann Rheum Dis, 79：685-699, 2020

57） Tugwell P, et al：Combination therapy with cyclosporine and methotrexate in severe rheumatoid arthritis. The Methotrexate-Cyclosporine Combination Study Group. N Engl J Med, 333：137-141, 1995

58） Marchesoni A, et al：Radiographic progression in early rheumatoid arthritis: a 12-month randomized controlled study comparing the combination of cyclosporin and methotrexate with methotrexate alone. Rheumatology（Oxford）, 42：1545-1549, 2003

59） Capell HA, et al：Combination therapy with sulfasalazine and methotrexate is more effective than either drug alone in patients with rheumatoid arthritis with a suboptimal response to sulfasalazine: results from the double-blind placebo-controlled MASCOT study. Ann Rheum Dis, 66：235-241, 2007

60）Dougados M, et al：Combination therapy in early rheumatoid arthritis: a randomised, controlled, double blind 52 week clinical trial of sulphasalazine and methotrexate compared with the single components. Ann Rheum Dis, 58：220-225, 1999

61）Haagsma CJ, et al：Combination of methotrexate and sulphasalazine vs methotrexate alone: a randomized open clinical trial in rheumatoid arthritis patients resistant to sulphasalazine therapy. Br J Rheumatol, 33：1049-1055, 1994

62）Haagsma CJ, et al：Combination of sulphasalazine and methotrexate versus the single components in early rheumatoid arthritis: a randomized, controlled, double-blind, 52 week clinical trial. Br J Rheumatol, 36：1082-1088, 1997

63）Kremer JM, et al：Concomitant leflunomide therapy in patients with active rheumatoid arthritis despite stable doses of methotrexate. A randomized, double-blind, placebo-controlled trial. Ann Intern Med, 137：726-733, 2002

64）Lehman AJ, et al：A 48-week, randomized, double-blind, double-observer, placebo-controlled multicenter trial of combination methotrexate and intramuscular gold therapy in rheumatoid arthritis: results of the METGO study. Arthritis Rheum, 52：1360-1370, 2005

65）Kremer JM, et al：Tacrolimus in rheumatoid arthritis patients receiving concomitant methotrexate: a six-month, open-label study. Arthritis Rheum, 48：2763-2768, 2003

66）Kitahama M, et al：Efficacy of adjunct tacrolimus treatment in patients with rheumatoid arthritis with inadequate responses to methotrexate. Mod Rheumatol, 23：788-793, 2013

67）Ishiguro N, et al：Concomitant iguratimod therapy in patients with active rheumatoid arthritis despite stable doses of methotrexate: a randomized, double-blind, placebo-controlled trial. Mod Rheumatol, 23：430-439, 2013

68）Hara M, et al：Safety and efficacy of combination therapy of iguratimod with methotrexate for patients with active rheumatoid arthritis with an inadequate response to methotrexate: an open-label extension of a randomized, double-blind, placebo-controlled trial. Mod Rheumatol, 24：410-418, 2014

69）Ichikawa Y, et al：Therapeutic effects of the combination of methotrexate and bucillamine in early rheumatoid arthritis: a multicenter, double-blind, randomized controlled study. Mod Rheumatol, 15：323-328, 2005

70）Odderskov C, et al：Methotrexate pharmacokinetic is influenced by co-administration of cyclosporin in rheumatoid arthritis patients. Results from a randomized clinical trial. Scand J Clin Lab Invest, 80：185-190, 2020

71）Choy EH, et al：Factorial randomised controlled trial of glucocorticoids and combination disease modifying drugs in early rheumatoid arthritis. Ann Rheum Dis, 67：656-663, 2008

72）Lee WS, et al：Efficacy and safety of low-dose tacrolimus for active rheumatoid arthritis with an inadequate response to methotrexate. Korean J Intern Med, 31：779-787, 2016

73）Shin K, et al：Efficacy and safety of add-on tacrolimus versus leflunomide in rheumatoid arthritis patients with inadequate response to methotrexate. Int J Rheum Dis, 22：1115-1122, 2019

74）Takeuchi T, et al：Post-marketing surveillance of the safety and effectiveness of tacrolimus in 3,267 Japanese patients with rheumatoid arthritis. Mod Rheumatol, 24：8-16, 2014

75）Nam JL, et al：Efficacy of biological disease-modifying antirheumatic drugs: a systematic literature review informing the 2013 update of the EULAR recommendations for the management of rheumatoid arthritis. Ann Rheum Dis, 73：516-528, 2014

76）Breedveld FC, et al：The PREMIER study: A multicenter, randomized, double-blind clinical trial of combination therapy with adalimumab plus methotrexate versus methotrexate alone or adalimumab alone in patients with early, aggressive rheumatoid arthritis who had not had previous methotrexate treatment. Arthritis Rheum, 54：26-37, 2006

77）Klareskog L, et al：Therapeutic effect of the combination of etanercept and methotrexate compared with each treatment alone in patients with rheumatoid arthritis: double-blind randomised controlled trial. Lancet, 363：675-681, 2004

78） van Riel PL, et al：Efficacy and safety of combination etanercept and methotrexate versus etaner-cept alone in patients with rheumatoid arthritis with an inadequate response to methotrexate: the ADORE study. Ann Rheum Dis, 65：1478-1483, 2006

79） Kameda H, et al：Continuation of methotrexate resulted in better clinical and radiographic out-comes than discontinuation upon starting etanercept in patients with rheumatoid arthritis: 52-week results from the JESMR study. J Rheumatol, 38：1585-1592, 2011

80） Emery P, et al：Golimumab, a human anti-tumor necrosis factor alpha monoclonal antibody, injected subcutaneously every four weeks in methotrexate-naive patients with active rheumatoid arthritis: twenty-four-week results of a phase III, multicenter, randomized, double-blind, place-bo-controlled study of golimumab before methotrexate as first-line therapy for early-onset rheu-matoid arthritis. Arthritis Rheum, 60：2272-2283, 2009

81） Keystone EC, et al：Golimumab, a human antibody to tumour necrosis factor {alpha} given by monthly subcutaneous injections, in active rheumatoid arthritis despite methotrexate therapy: the GO-FORWARD Study. Ann Rheum Dis, 68：789-796, 2009

82） Maini RN, et al：Double-blind randomized controlled clinical trial of the interleukin-6 receptor antagonist, tocilizumab, in European patients with rheumatoid arthritis who had an incomplete response to methotrexate. Arthritis Rheum, 54：2817-2829, 2006

83） Dougados M, et al：Clinical, radiographic and immunogenic effects after 1 year of tocilizum-ab-based treatment strategies in rheumatoid arthritis: the ACT-RAY study. Ann Rheum Dis, 73：803-809, 2014

84） Kaneko Y, et al：Comparison of adding tocilizumab to methotrexate with switching to tocilizumab in patients with rheumatoid arthritis with inadequate response to methotrexate: 52-week results from a prospective, randomised, controlled study（SURPRISE study）. Ann Rheum Dis, 75：1917-1923, 2016

85） Genovese MC, et al：Sarilumab Plus Methotrexate in Patients With Active Rheumatoid Arthritis and Inadequate Response to Methotrexate: Results of a Phase III Study. Arthritis Rheumatol, 67：1424-1437, 2015

86） Burmester GR, et al：Efficacy and safety of sarilumab monotherapy versus adalimumab mono-therapy for the treatment of patients with active rheumatoid arthritis（MONARCH）: a ran-domised, double-blind, parallel-group phase III trial. Ann Rheum Dis, 76：840-847, 2017

87） Matsubara T, et al：Abatacept in combination with methotrexate in Japanese biologic-naive patients with active rheumatoid arthritis: a randomised placebo-controlled phase IV study. RMD Open, 4：e000813, 2018

88） Jansen JP, et al：Comparative efficacy of biologics as monotherapy and in combination with meth-otrexate on patient reported outcomes（PROs）in rheumatoid arthritis patients with an inade-quate response to conventional DMARDs--a systematic review and network meta-analysis. Health Qual Life Outcomes, 12：102, 2014 systematic review and network meta-analysis. Health Qual Life Outcomes, 12：102, 2014

89） Buckley F, et al：Comparative Efficacy of Novel DMARDs as Monotherapy and in Combination with Methotrexate in Rheumatoid Arthritis Patients with Inadequate Response to Conventional DMARDs: A Network Meta-Analysis. J Manag Care Spec Pharm, 21：409-423, 2015

90） Burmester GR, et al：Sarilumab monotherapy vs sarilumab and methotrexate combination therapy in patients with rheumatoid arthritis. Rheumatology（Oxford）, 61：2596-2602, 2022

91） Lundquist LM, et al：Efficacy and safety of tofacitinib for treatment of rheumatoid arthritis. World J Orthop, 5：504-511, 2014

92） Taylor PC：Clinical efficacy of launched JAK inhibitors in rheumatoid arthritis. Rheumatology（Oxford）, 58：i17-i26, 2019

93） Tanaka Y, et al：Filgotinib, a novel JAK1-preferential inhibitor for the treatment of rheumatoid arthritis: An overview from clinical trials. Mod Rheumatol, 32：1-11, 2022

94) Fleischmann R, et al：Upadacitinib Versus Placebo or Adalimumab in Patients With Rheumatoid Arthritis and an Inadequate Response to Methotrexate: Results of a Phase III, Double-Blind, Randomized Controlled Trial. Arthritis Rheumatol, 71：1788-1800, 2019

95) St Clair EW, et al：Combination of infliximab and methotrexate therapy for early rheumatoid arthritis: a randomized, controlled trial. Arthritis Rheum, 50：3432-3443, 2004

96) Smolen J, et al：Efficacy and safety of certolizumab pegol plus methotrexate in active rheumatoid arthritis: the RAPID 2 study. A randomised controlled trial. Ann Rheum Dis, 68：797-804, 2009

97) Tanaka Y, et al：Efficacy and safety of the anti-TNF multivalent NANOBODY® compound ozoralizumab in patients with rheumatoid arthritis and an inadequate response to methotrexate: A 52-week result of a phase II/III study（OHZORA trial）. Mod Rheumatol：doi:10.1093/mr/roac119, 2022

98) Tanaka Y, et al：Sarilumab plus methotrexate in patients with active rheumatoid arthritis and inadequate response to methotrexate: results of a randomized, placebo-controlled phase III trial in Japan. Arthritis Res Ther, 21：79, 2019

99) Schiff M, et al：Efficacy and safety of abatacept or infliximab vs placebo in ATTEST: a phase III, multi-centre, randomised, double-blind, placebo-controlled study in patients with rheumatoid arthritis and an inadequate response to methotrexate. Ann Rheum Dis, 67：1096-1103, 2008

100) Wells AF, et al：Abatacept plus methotrexate provides incremental clinical benefits versus methotrexate alone in methotrexate-naive patients with early rheumatoid arthritis who achieve radiographic nonprogression. J Rheumatol, 38：2362-2368, 2011

101) Tanaka Y, et al：Phase II study of tofacitinib（CP-690,550）combined with methotrexate in patients with rheumatoid arthritis and an inadequate response to methotrexate. Arthritis Care Res（Hoboken）, 63：1150-1158, 2011

102) Fleischmann R, et al：Efficacy and safety of tofacitinib monotherapy, tofacitinib with methotrexate, and adalimumab with methotrexate in patients with rheumatoid arthritis（ORAL Strategy）: a phase 3b/4, double-blind, head-to-head, randomised controlled trial. Lancet, 390：457-468, 2017

103) Taylor PC, et al：Baricitinib versus Placebo or Adalimumab in Rheumatoid Arthritis. N Engl J Med, 376：652-662, 2017

104) Kameda H, et al：Efficacy and safety of upadacitinib in Japanese patients with rheumatoid arthritis（SELECT-SUNRISE）: a placebo-controlled phase IIb/III study. Rheumatology（Oxford）, 59：3303-3313, 2020

105) Combe B, et al：Filgotinib versus placebo or adalimumab in patients with rheumatoid arthritis and inadequate response to methotrexate: a phase III randomised clinical trial. Ann Rheum Dis, 80：848-858, 2021

106) Koike T, et al：Postmarketing surveillance of safety and effectiveness of etanercept in Japanese patients with rheumatoid arthritis. Mod Rheumatol, 21：343-351, 2011

107) Koike T, et al：Safety and effectiveness of adalimumab in Japanese rheumatoid arthritis patients: postmarketing surveillance report of 7740 patients. Mod Rheumatol, 24：390-398, 2014

108) Taylor PC, et al：Baricitinib Versus Placebo or Adalimumab in Patients with Active Rheumatoid Arthritis（RA）and an Inadequate Response to Background Methotrexate Therapy: Results of a Phase 3 Study. Arthritis Rheumatol, 67（Suppl 10）：abstract 2L, 2015

109) van Vollenhoven RF, et al：Tofacitinib or adalimumab versus placebo in rheumatoid arthritis. N Engl J Med, 367：508-519, 2012

110) Burmester GR, et al：Efficacy and safety of ascending methotrexate dose in combination with adalimumab: the randomised CONCERTO trial. Ann Rheum Dis, 74：1037-1044, 2015

111) Ornetti P, et al：Increase in methotrexate dose in patients with rheumatoid arthritis who have an inadequate response to infliximab. Ann Rheum Dis, 64：1379-1380, 2005

112)「リウマトレックス®特定使用成績調査－関節リウマチに対して8mg/週を超える投与に関する調査－総括報告書」, ファイザー株式会社, 2016年2月

第4章

葉酸製剤の投与法

> **推奨⓭** 葉酸製剤の併用投与は，MTXの開始用量にかかわらず全例で強く勧められる．特に，肝機能障害，消化器症状，口内炎の予防に有用である．

> **推奨⓮** 一般的に，葉酸5 mg/週を，MTX最終投与後24〜48時間後に投与する．葉酸は，通常，フォリアミン®を使用するが，重篤な副作用発現時には，フォリン酸のロイコボリン®を使用する（ロイコボリン®レスキュー）．

1 葉酸製剤

　葉酸製剤には，葉酸とフォリン酸（ホリナートカルシウム：活性型葉酸）の2種類がある．葉酸はフォリアミン®錠（5 mg），フォリアミン®散（100 mg/g）が，フォリン酸はロイコボリン®錠（5 mg），ロイコボリン®注（3 mg）が使用可能である．関節リウマチ（RA）に対するMTX療法中の副作用発現時の毒性軽減目的に対して保険適用があるのはロイコボリン®のみであるが，実地診療上，使いやすいのはフォリアミン®錠である．ただし，フォリアミン®の保険診療上の適応疾患は葉酸欠乏症である．葉酸自身の副作用として，過敏症，紅斑，瘙痒感，全身倦怠，食欲不振，悪心，浮腫，体重減少がある．

　ロイコボリン®は活性型葉酸で，効果発現にジヒドロ葉酸還元酵素（dihydrofolate reductase：DHFR）の作用を必要としないため，重篤な副作用の迅速な救済の際には投与が勧められる．しかし，フォリン酸を使用した臨床試験で，MTX単剤療法と比較して，MTXのRA治療効果の減弱がみられるうえ[1, 2]，高薬価であるため，副作用予防目的で使用される機会は海外でもほとんどない．

2 葉酸の効果

葉酸のMTX副作用予防効果に関するシステマティックレビュー[3]がコクランライブラリーから報告されている．このレビューでは，RAでMTX治療を行っている患者において，葉酸の非内服群と内服群における副作用のリスク比較と相対リスクに関するメタアナリシスが行われている．表10に示すように，葉酸内服によって，消化器症状は26％，肝機能障害は77％，MTX治療脱落は61％有意に減少していた．口内炎に関しても有意差は認められなかったものの発生頻度は非併用と比較して少なかったが[3]，一方で有意に減少したと報告する論文[4]もある．なお，MTX関連の白血球減少が葉酸投与で改善したとの報告もあることから，葉酸

■ 表10　葉酸投与によるMTX副作用の軽減効果

アウトカム	想定リスク プラセボ	対応リスク (95%CI) 葉酸	相対リスク (95%CI)	患者数 (研究)	エビデンスの質 (GRADE)	コメント
消化器症状（嘔気，嘔吐，腹痛）	346/1,000	256/1,000 (204-318)	0.74 (0.59-0.92)	644 (6研究)	中	NNT：11（7-35）
口内炎	223/1,000	161/1,000 (109-236)	0.72 (0.49-1.06)	575 (4研究)	中	有意差なし
肝機能障害（トランスアミラーゼ上昇）	208/1,000	48/1,000 (31-71)	0.23 (0.15-0.34)	551 (4研究)	中	NNT：11（6-7）
血液障害（好中球減少など）	<10/1,000	コメント参照	1.55 (0.40-5.91)	443 (2研究)	低	希少イベント．検定には検出力不足．
MTX治療脱落	250/1,000	98/1,000 (70-133)	0.39 (0.28-0.53)	640 (6研究)	中	NNT：7（6-9）
腫脹関節減少数	18.24 （1人あたりの平均値）	18.47 （1人あたりの平均値）	コメント参照	142 (4研究)	中	標準化平均差：0.05（−0.28-0.38）有意差なし
圧痛関節減少数	15.23 （1人あたりの平均値）	16.05 （1人あたりの平均値）	コメント参照	122 (3研究)	中	標準化平均差：0.09（−0.27-0.45）有意差なし

NNT：number need to treat
（文献3を参考に作成）

投与は血球減少の予防・治療に一定の効果があるものと考えられる.

　MTXの治療効果に対する影響に対しては，葉酸については多くの報告では効果を減弱させないと考えられている．システマティックレビューによると，葉酸を内服しても，腫脹関節減少数と圧痛関節減少数は，非内服と同等であった（表10）[3].

　上記の結果を踏まえて，各国のガイドライン[5-10]では，葉酸5 mgまたは5〜10 mgの週1回投与が強く推奨されている[6, 8, 10]．本邦でも，MTXの副作用を予防し，治療効果を減弱させないとの観点から，全例に葉酸の併用を推奨する.

1）副作用の予防

　葉酸はMTXによる肝酵素上昇，消化器症状（嘔気，嘔吐，腹痛，下痢，食思不振），口内炎などの粘膜症状を抑制し，治療継続率を高める目的で使用する[1, 11, 12].

　一般的にMTX 6〜8 mg/週で開始する際，同時に葉酸5 mg/週を処方することが推奨される．一方，MTX治療により寛解・低疾患活動性を維持できた患者で，副作用リスクを有し，安全性が危惧される患者では，MTXの減量も考慮される.

　MTXの用量によっては，葉酸含有のサプリメントや総合ビタミン剤の服用により，効力が減弱する可能性もあることから，患者への指導も必要である．その際，日本リウマチ学会の患者向けパンフレット「メトトレキサートを服用する患者さんへ」は有用である（https://www.ryumachi-jp.com/general/ よりダウンロードできる）.

2）副作用の治療

　MTX投与中に自覚症状を伴わない持続性の肝酵素（AST，ALT，ALP）高値や軽度の白血球減少，血小板減少，MCV高値を伴う貧血，口内炎が発現した場合は，MTX投与量にかかわらず葉酸の増量を考慮する[13]．葉酸投与後も副作用が持続する場合は，MTXを減量する.

3）予防不可能な副作用

　MTX誘発性間質性肺炎は用量非依存性であり，葉酸併用で予防することはできない[14]．リンパ増殖性疾患に関しては，用量依存性の発生頻度増加や葉酸の予防効果は現時点では明らかではない.

3 葉酸の用量・用法

　葉酸の使用法を表11に示す．葉酸投与量は5 mg/週（フォリアミン®錠1錠/週）が一般的である．葉酸の適正投与量を明らかにする目的でMTX投与後の血清ホモシスチン濃度，血清や赤血球中の葉酸濃度の変化を検討した結果から，葉酸は5 mg/週，フォリン酸は2.5 mg/週が最適であった[15, 16]．葉酸併用後も肝酵素上昇や血球減少などの副作用の改善が得られない場合は，他の原因がないことを確認のうえ，葉酸を10 mg/週まで増量するかMTX減量を考慮する．

　葉酸製剤とMTXの投与間隔については明確なエビデンスは出ていない．葉酸やフォリン酸をMTX投与後，半減期の分布相以内に投与した成績では明らかに治療効果が減弱した[1, 17]．国内外の臨床試験の成績から葉酸をMTX最終服用後24～48時間あけて投与すれば，治療効果には大きな差はないと考えられる．用法につい

第4章

■表11　葉酸の使用法

使用目的	対象
MTXによる副作用の予防	**全例で投与** 特に副作用リスクが高い場合は服薬忘れに注意 ● 腎機能低下例 ● 高齢者 ● 複数のNSAIDs使用例
MTXによる副作用の治療	**増量して投与** ● 持続性の肝酵素（AST，ALT，ALP）高値 ● 軽度の白血球減少 ● 軽度の血小板減少 ● MCV高値を伴う貧血 ● 口内炎 ● 消化器症状（嘔気，嘔吐，腹痛，下痢，食思不振）

	用量・用法・投与開始時期
用量・用法	原則5 mg/週（フォリアミン®1錠/週） ※副作用が改善しない場合，葉酸の増量（10 mg/週まで），またはMTX減量を考慮 ※副作用が改善したがMTXの効果が減弱したときは，葉酸を減量可（1 mg単位で調節） ※副作用が重篤な場合，MTX投与を中止し，ロイコボリン®レスキューを行う
投与開始時期	MTX最終服用後24～48時間あけて投与

ては，**第3章図4（p.37）**も参照のこと．葉酸の併用により副作用が改善しても，臨床効果が減弱した場合は，葉酸を減量できる．その際は，葉酸錠剤を粉砕・分割して使用する場合[18]や，葉酸散剤を調合して使用する場合など，1 mg単位で調節する．なお，皮下注射製剤における葉酸の用量・用法に関する論文は散見されないが，海外のガイドライン[5-10]では，経口製剤と皮下注射製剤の区別がなく，基本的には同一の薬剤として扱われていることから，経口製剤と同様の用量・用法が推奨される．

4 ロイコボリン®レスキュー（ロイコボリン®救済療法）

重篤な副作用発現時（重篤あるいは症状を伴う血球減少症など）にはMTXを中止するとともに，フォリン酸であるロイコボリン®投与を行う．ロイコボリン®錠10 mgを6時間ごとに経口投与，あるいはロイコボリン®注6～12 mgを6時間ごとに筋肉内（やむをえない場合は静脈内）投与する（ロイコボリン®の1日投与量はMTX投与量の3倍程度を目安とする．MTX 8 mg/週投与中であればロイコボリン®は24 mg/日程度）．MTXの排泄を促す目的で十分な輸液と尿のアルカリ化を行う．ロイコボリン®投与は副作用が改善するまで行う[14]．

References

1）Tishler M, et al：The effects of leucovorin (folinic acid) on methotrexate therapy in rheumatoid arthritis patients. Arthritis Rheum, 31：906-908, 1988

2）Joyce DA, et al：Exacerbation of rheumatoid arthritis in patients treated with methotrexate after administration of folinic acid. Ann Rheum Dis, 50：913-914, 1991

3）Shea B, et al：Folic acid and folinic acid for reducing side effects in patients receiving methotrexate for rheumatoid arthritis. Cochrane Database Syst Rev：CD000951, 2013

4）Buckley LM, et al：Administration of folinic acid after low dose methotrexate in patients with rheumatoid arthritis. J Rheumatol, 17：1158-1161, 1990

5）Pereira IA, et al：National recommendations based on scientific evidence and opinions of experts on the use of methotrexate in rheumatic disorders, especially in rheumatoid arthritis. Results of the 3E Initiative from Brazil. Bras J Rheumatol, 49：346-361, 2009

6）Visser K, et al：Multinational evidence-based recommendations for the use of methotrexate in rheumatic disorders with a focus on rheumatoid arthritis: integrating systematic literature research and expert opinion of a broad international panel of rheumatologists in the 3E Initiative. Ann Rheum Dis, 68：1086-1093, 2009

7）Bombardier C, et al：Canadian Rheumatology Association recommendations for the pharmacological management of rheumatoid arthritis with traditional and biologic disease-modifying antirheumatic drugs: part II safety. J Rheumatol, 39：1583-1602, 2012

8) Todoerti M, et al：Systematic review of 2008-2012 literature and update of recommendations for the use of methotrexate in rheumatic diseases, with a focus on rheumatoid arthritis. Reumatismo, 65：207-218, 2013

9) Duarte AC, et al：Portuguese recommendations for the use of methotrexate in rheumatic diseases – 2016 update. Acta Reumatol Port, 42：127-140, 2017

10) Ledingham J, et al：BSR and BHPR guideline for the prescription and monitoring of non-biologic disease-modifying anti-rheumatic drugs. Rheumatology (Oxford), 56：865-868, 2017

11) Hanrahan PS & Russell AS：Concurrent use of folinic acid and methotrexate in rheumatoid arthritis. J Rheumatol, 15：1078-1080, 1988

12) Morgan SL, et al：The effect of folic acid supplementation on the toxicity of low-dose methotrexate in patients with rheumatoid arthritis. Arthritis Rheum, 33：9-18, 1990

13) Endresen GK & Husby G：Folate supplementation during methotrexate treatment of patients with rheumatoid arthritis. An update and proposals for guidelines. Scand J Rheumatol, 30：129-134, 2001

14) Kameda H, et al：Japan College of Rheumatology guideline for the use of methotrexate in patients with rheumatoid arthritis. Mod Rheumatol, 29：31-40, 2019

15) Morgan SL, et al：Folic acid supplementation prevents deficient blood folate levels and hyperhomocysteinemia during longterm, low dose methotrexate therapy for rheumatoid arthritis: implications for cardiovascular disease prevention. J Rheumatol, 25：441-446, 1998

16) van Ede AE, et al：Homocysteine and folate status in methotrexate-treated patients with rheumatoid arthritis. Rheumatology (Oxford), 41：658-665, 2002

17) Morgan SL, et al：Supplementation with folic acid during methotrexate therapy for rheumatoid arthritis. A double-blind, placebo-controlled trial. Ann Intern Med, 121：833-841, 1994

18) Sasaki K, et al：Usefulness of daily folic acid supplementation during methotrexate treatment of Japanese patients with rheumatoid arthritis. Mod Rheumatol, 31：108-113, 2021

第4章

第5章

投与開始前検査

推奨⑮　MTX投与開始前に，RA疾患活動性評価ならびにMTXの副作用危険因子の評価に必要な問診と診察，末梢血検査，炎症マーカー，生化学検査，免疫血清学的検査，尿一般検査，胸部単純X線検査，関節単純X線検査に加え，肝炎ウイルスと結核のスクリーニング検査を実施する．

　MTX投与開始前に，禁忌や慎重投与の項目の有無（**第2章 p.19 参照**），副作用の危険因子（**第9章 p.79 参照**）などMTX投与が適正か否かの判断，関節リウマチ（RA）疾患活動性や予後の把握（**第1章 表1，2 p.17参照**）に必要な問診，全身の診察，検査に加えて，投与中の安全性モニタリングや有効性モニタリングに必要な検査項目（**第6章 表13 p.66，表14 p.69参照**）もチェックする．

1 一般検査

　一般検査として，末梢血検査（白血球分画，MCVを含む），炎症マーカー（CRP，赤血球沈降速度），生化学検査（総ビリルビン，AST，ALT，ALP，γ-GTP，LDH，アルブミン，Cr，BUNなど），免疫血清学的検査（IgG，IgM，IgA，MMP-3，RF，抗CCP抗体）および尿一般検査を施行する（表12）．腎機能低下はMTXの副作用発生の危険因子として最も重要であるため，血清Cr値が基準値上限を超える例，高齢者，低体重者などでは，推算GFR値やシスタチンCの値を参考にしながら腎機能を評価する[1]（推算GFR値は**第2章 p.23 参照**）．

■表12　MTX投与開始前検査

血液検査	すべての患者	末梢血検査（白血球分画，MCVを含む）
		炎症マーカー（CRP，赤血球沈降速度）
		生化学検査（総ビリルビン，AST，ALT，ALP，γ-GTP，LDH，アルブミン，Cr，BUNなど）
		免疫血清学的検査（IgG，IgM，IgA，MMP-3，RF，抗CCP抗体）
		肝炎ウイルス検査（HBs抗原，HBs抗体，HBc抗体，HCV抗体）
		HBs抗原陰性で，HBc抗体あるいはHBs抗体陽性 ⇒ HBV-DNA測定
		HBs抗原陽性 ⇒ HBe抗原，HBe抗体，HBV-DNA
尿一般検査	すべての患者	蛋白，潜血，糖
画像検査	すべての患者	胸部単純X線検査（正面，あるいは正面と側面）
		関節単純X線検査（手，足部，その他の罹患関節）
結核検査	すべての患者	インターフェロンγ遊離試験（IGRA），ツベルクリン反応検査
肺疾患関連検査	間質性肺炎，COPD，深在性真菌症，非結核性抗酸菌症等の肺疾患の存在が疑われる場合	経皮的酸素飽和度（SpO$_2$），肺機能検査，胸部高分解能CT（HRCT），間質性肺炎血清マーカー（KL-6/SP-D），β-D-グルカン，抗MAC-GPL core IgA抗体測定を考慮

COPD：chronic obstructive pulmonary disease（慢性閉塞性肺疾患），
MAC：*Mycobacterium avium* complex，GPL：glycopeptidolipid

2 | 画像検査

　胸部単純X線（正面，あるいは正面と側面）を必ず施行する（表12）．治療開始前に間質性肺炎，呼吸器感染症，胸膜炎，肺癌等の胸部疾患の有無を確認するとともに，治療中に呼吸器合併症が発生した場合に比較するのに有用である．胸部単純X線で異常が疑われる際は，胸部高分解能CT（HRCT）を撮影する．

　関節破壊の程度や治療開始後の関節破壊進行度を把握するため，関節単純X線検査（手，足部，その他の罹患関節）を行う（表12）．

3 肝炎ウイルス検査

　免疫抑制・化学療法施行中あるいは施行後に，HBウイルス（HBV）が再増殖（再活性化）することにより，B型肝炎を発症し，稀に劇症化する症例が報告されている．MTXにおいてもHBVキャリアあるいはHBV既往感染者の治療と関連したB型肝炎による死亡例が販売後，集積されている[2-4]．

　MTX投与前，投与中はB型肝炎治療ガイドライン[5]に示されている「免疫抑制・化学療法により発症するB型肝炎対策ガイドライン」に従いHBVに関するスクリーニングとモニタリングを行い，必要に応じて消化器専門医と連携しながら，慎重に対応する．

　肝炎ウイルスのスクリーニング検査として，HBs抗原，HCV抗体を必ずチェックする（表12）．まずHBs抗原を測定して，HBVキャリアかどうか確認する．HBVキャリアであれば，核酸アナログの投与が必要になるので，MTX投与前に消化器専門医にコンサルトする．HBs抗原陰性の場合には，高感度の測定法を用いてHBc抗体およびHBs抗体を測定して，既往感染者かどうか確認する．厚生労働省研究班の前向き研究の報告では，リウマチ性疾患に対する免疫抑制療法による既往感染者からのHBV再活性化が121例中6例にみられたが，再活性化の時期はいずれも治療開始後6カ月以内であった[6]．したがって，HBc抗体あるいはHBs抗体のいずれか，あるいは両者が陽性であるHBV既往感染者の場合は，MTX治療開始後，少なくとも6カ月間は，月1回のHBV-DNA量のモニタリングが望ましい．HBs抗体単独陽性例でワクチン接種既往者に対してはその限りでない．HBV-DNAが20 IU/mL（1.3 LogIU/mL）以上を示した場合，MTXは中止せず消化器専門医にコンサルトし，直ちに核酸アナログ投与を開始する[5]．

　HCV抗体陽性のC型肝炎ウイルスキャリアのRA患者では，抗ウイルス薬治療に関してまず消化器専門医への相談を考慮する．これらの患者ではウイルス性肝炎が増悪する可能性が否定できないため，MTX投与に関してリスク・ベネフィットバランスを慎重に検討する．

4 結核検査

　結核に関する問診，胸部単純X線検査，インターフェロンγ遊離試験（interferon gamma release assay：IGRA）またはツベルクリン反応検査を行い，適宜，胸部CT検査等を行うことにより結核感染の有無を確認する（表12）．IGRAとして，クォンティフェロン®TBゴールドプラス（QFT-4G）とTスポット®.TB（T-SPOT）が保険適用になっている．日本結核病学会予防委員会の見解では，QFT-4GとT-SPOTの診断特性に大きな違いはなく，適用も基本的に同様と考えられている[7]．

　以下の①〜④のいずれかに該当し，総合的に潜在性結核感染症（latent tuberculosis infection：LTBI）が疑われる場合には，原則としてMTX開始前に適切な抗結核薬を投与する．活動性結核が否定できない場合には，呼吸器専門医または感染症専門医に相談することが望ましい．LTBIの治療については日本結核病学会予防委員会・治療委員会より指針が示されているので参考にする[8]．一般的にはイソニアジド5 mg/kg/日（最大量300 mg/日）を6カ月または9カ月投与する．

① 胸部画像検査で陳旧性結核に合致するか推定される陰影を有する患者．
② 過去に結核（肺外結核を含む）と診断されたことのある患者（標準治療を完遂した患者を除く）．
③ 画像検査やIGRA，ツベルクリン反応検査により，LTBIが強く疑われる患者．
④ 結核患者との濃厚接触歴を有する患者．

5 肺疾患関連検査

　間質性肺炎，慢性閉塞性肺疾患（chronic obstructive pulmonary disease：COPD），深在性真菌症，非結核性抗酸菌症等の肺疾患の存在が疑われる場合は，胸部の聴診を行い，経皮的酸素飽和度（SpO_2），肺機能検査，胸部高分解能CT（HRCT）撮影および間質性肺炎血清マーカー（KL-6，SP-D）やβ-D-グルカンの測定を考慮する（表12）．

　非結核性抗酸菌症が疑われる場合（**第9章 図9 p.93**），起因菌として多くの割

合を占める*Mycobacterium avium* complex（MAC）に関しては，血清抗MAC-GPL core IgA抗体（キャピリア®MAC抗体ELISA）が保険収載されており，補助的診断に役立つ場合がある[9, 10].

References

1）Köttgen A, et al：New loci associated with kidney function and chronic kidney disease. Nat Genet, 42：376-384, 2010

2）Ito S, et al：Development of fulminant hepatitis B（precore variant mutant type）after the discontinuation of low-dose methotrexate therapy in a rheumatoid arthritis patient. Arthritis Rheum, 44：339-342, 2001

3）Hagiyama H, et al：Fulminant hepatitis in an asymptomatic chronic carrier of hepatitis B virus mutant after withdrawal of low-dose methotrexate therapy for rheumatoid arthritis. Clin Exp Rheumatol, 22：375-376, 2004

4）3. B型肝炎について．「リウマトレックス®適正使用情報 Vol.20」，pp.18-20，ファイザー株式会社，2014年5月

5）6. その他の病態への対応 6-3．HBV再活性化．「B型肝炎治療ガイドライン（第4版）」（日本肝臓学会肝炎診療ガイドライン作成委員会／編），pp.87-105，2022年6月

6）持田 智，他：免疫抑制薬，抗悪性腫瘍薬によるB型肝炎ウイルス再活性化の実態解明と対策法の確立：平成23年度研究成果報告書：厚生労働科学研究費補助金肝炎等克服緊急対策研究事業，2012

7）日本結核・非結核性抗酸菌症学会予防委員会：インターフェロンγ遊離試験使用指針2021．Kekkaku，96：173-182，2021

8）日本結核病学会予防委員会・治療委員会：潜在性結核感染症治療指針．Kekkaku，88：497-512，2013

9）Watanabe M, et al：Serodiagnosis of Mycobacterium avium-complex pulmonary disease with an enzyme immunoassay kit that detects anti-glycopeptidolipid core antigen IgA antibodies in patients with rheumatoid arthritis. Mod Rheumatol, 21：144-149, 2011

10）Hirose W, et al：Diagnostic performance of measuring antibodies to the glycopeptidolipid core antigen specific to Mycobacterium avium complex in patients with rheumatoid arthritis: results from a cross-sectional observational study. Arthritis Res Ther, 17：273, 2015

投与中のモニタリング

推奨⑯

MTX投与開始後，安全性と有効性のモニタリングのために定期的な検査（血液・尿・画像検査など），身体評価および関節評価を行う．

血液・尿検査はMTX投与開始後あるいは増量後，3カ月以内は2～4週ごとに行うのが望ましい．検査項目として，末梢血検査，炎症マーカー，生化学検査および尿一般検査を実施する．有効性と安全性が確認され，MTXの投与量が安定した後は，検査間隔を4～12週ごとに延長することも可能であるが，その際は慎重に決定する．

胸部単純X線検査，関節単純X線検査は年1回程度施行する．有効性の判定は，RA疾患活動性評価，血液検査，関節画像検査，身体機能評価を用いて行う．

1 安全性モニタリング

安全性モニタリングで重要なのは，重篤になりやすい副作用と頻度が高い副作用への対応である（**第9章p.79参照**）．とりわけ骨髄抑制，薬剤性肺障害，重症感染症，リンパ増殖性疾患は，本邦のMTX服用患者における生命にかかわる重篤な副作用であり，厳重な監視が必要である[1]．MTX投与中の安全性モニタリングに必要な検査等を表13に示す．

1）身体所見

副作用の前駆症状や副作用を示唆する症状を早期に把握するため，診察ごとに十分な問診および身体診察を行う．特に血液障害・肺障害・腎障害・感染症・リ

■表13　MTX投与中の安全性モニタリング

身体所見		発熱，全身倦怠感，口内炎，咽頭痛，息切れ，呼吸困難，咳嗽，喀痰，嘔気，胃痛，食欲不振，下痢，排尿時痛，頻尿，残尿感，脱水症状，尿量減少，浮腫，皮下出血，リンパ節腫脹など	●2～4週ごと（開始後あるいは増量後3カ月以内） ●4～12週ごと（その後，有効性と安全性が確認され，投与量が安定している場合に検査間隔を慎重に決定）
血液検査		末梢血検査（白血球分画，MCVを含む） 炎症マーカー（CRP，赤血球沈降速度） 生化学検査（総ビリルビン，AST，ALT，ALP，γ-GTP，LDH，アルブミン，Cr，BUNなど）	
尿一般検査		蛋白，潜血，糖	
B型肝炎検査		HBV-DNA（HBs抗原陰性で，HBc抗体またはHBs抗体が陽性の場合）	●開始後6カ月以内は月1回 ●6カ月後以降は3カ月ごと
肺疾患関連検査	すべての患者	胸部単純X線（正面）	無症状なら年1回程度
	胸部疾患合併例	胸部単純X線（正面，あるいは正面と側面）	適宜
		経皮的酸素飽和度（SpO$_2$），肺機能検査，胸部高分解能CT（HRCT），間質性肺炎血清マーカー（KL-6，SP-D），β-D-グルカン，インターフェロンγ遊離試験（IGRA），抗MAC-GPL core IgA抗体など	適宜

MAC：*Mycobacterium avium* complex，GPL：glycopeptidolipid

ンパ増殖性疾患に関連した症状に注意し，異常を認めた際はMTXの減量や休薬，来院間隔の短縮を行うなど適切に対応する．

2）血液検査・尿検査・画像検査

　　MTXの投与開始後あるいは増量後3カ月以内は，2～4週ごとに末梢血検査（白血球分画，MCVを含む），炎症マーカー（CRP，赤血球沈降速度），生化学検査（総ビリルビン，AST，ALT，ALP，γ-GTP，LDH，アルブミン，Cr，BUNなど）および尿一般検査を実施する．有効性と安全性が確認され，MTXの投与量が安定した後は，検査間隔を4～12週間ごとに延長することも可能であるが，その際は患者の全身状態，服薬アドヒアランス状況等を踏まえて，慎重に決定する．腎機能障害，血液障害，肝機能障害，既存の肺疾患，高齢者，低体重，アルコール常飲など副作用危険因子があれば，状況に応じて短めの間隔で検査する[2]．

1. 末梢血検査

末梢血検査では白血球分画を確認することにより，感染症危険因子としての好中球減少やリンパ球減少をモニタリングできる．MCVの高値あるいは短期的な上昇は葉酸欠乏を示唆し，骨髄障害の前兆である場合がある[3]．

2. 生化学検査

生化学検査では，総ビリルビン，AST，ALT，ALP，γ-GTP，LDH，アルブミン，Cr，BUNを定期的に測定する．腎機能低下はMTX副作用発生の最も重要な危険因子であり，血清Cr値の上昇や推算GFR値の低下を認めた場合は脱水の有無を確認するとともに，MTXの減量や休薬を検討する．

肝酵素（AST，ALT，ALP）上昇は，MTX治療中に高頻度にみられる検査値異常の1つである[4,5]．肝酵素値が持続的に高値を示す症例では，MTXによる薬剤性肝障害のほかに，非アルコール性脂肪肝炎（nonalcoholic steatohepatitis：NASH）やアルコール性肝障害に起因する肝線維化など慢性肝疾患の存在が疑われる[6]．近年，年齢・AST・ALT・血小板数の4項目から計算されるFIB-4 indexが提唱されており，簡易的な肝線維化の指標として，参考になる場合がある[7]．低アルブミン血症は慢性肝疾患，ネフローゼ症候群，低栄養，慢性炎症等のさまざまな病態に伴いみられるが，アルブミン低値が持続する症例では，血漿遊離MTX濃度が上昇しやすく，骨髄障害や感染症，間質性肺炎の危険因子にもなる[8]．

3. B型肝炎検査

HBs抗原陰性で，HBc抗体またはHBs抗体のいずれか，あるいは両者が陽性であるHBV既往感染者の場合，MTX投与開始後6カ月以内は月1回のHBV-DNA量のモニタリングを行うことが望ましい（**第5章p.62も参照**）．6カ月後以降は，治療内容を考慮して間隔および期間を検討するが，3カ月ごとのHBV-DNA量測定が推奨される．HBV-DNA量が20 IU/mL（1.3 LogIU/mL）以上を示した場合，すみやかに核酸アナログ投与を開始するが，MTXは直ちに中止するのではなく，対応を消化器内科専門医に相談する[9]．

4. 肺疾患関連検査

日和見感染症および関節リウマチに伴う間質性肺疾患（rheumatoid arthritis-associated interstitial lung disease：RA-ILD）のモニタリング目的で，胸部単純X線写真（正面）を年1回程度撮影する．定期的な胸部単純X線撮影を行っても薬

剤性間質性肺炎（MTX肺炎）の発症を予測することはできないが，非結核性抗酸菌症，肺真菌症などの日和見感染症やRA-ILD，肺悪性腫瘍を無症状で合併する場合があるので定期的な検査が勧められる．

非結核性抗酸菌症の起炎菌のなかで多くの割合を占める *Mycobacterium avium complex*（MAC）感染が疑われる場合（**第9章 図9 p.93**），血清抗MAC-GPL core IgA抗体（キャピリア®MAC抗体ELISA）が，補助的診断に役立つ場合がある[10, 11]．なお，製造販売後調査ではMTX治療中のクリプトコッカス感染症が報告されているが（**第9章 図8 p.91**），血中β-D-グルカンはアスペルギルス感染症，ニューモシスチス感染症でしばしば陽性を示すものの，クリプトコッカス感染症の診断には有用でない．

結核の発現には十分注意し，胸部単純X線などの適切な検査を定期的に行う．持続する発熱，咳嗽，喀痰などの結核を疑う症状が発現した場合，胸部高分解能CT（HRCT），インターフェロンγ遊離試験（IGRA），喀痰検査（塗抹，培養，PCR検査）を追加する．結核の活動性が確認された場合はMTXの投与をすみやかに中止し，呼吸器専門医または感染症専門医に相談する．

RA-ILD，細気管支炎，気管支拡張症，慢性閉塞性肺疾患（COPD）などの胸部疾患合併例では適宜，胸部単純X線検査，胸部HRCT検査，経皮的酸素飽和度（SpO_2），肺機能検査を施行し，必要に応じて間質性肺炎血清マーカー（KL-6，SP-D）やβ-D-グルカンを測定する．

副作用が発現した場合は，「**第9章：副作用への対応**」（**p.79**）を参照して適切な対処方法で対応する．

2 有効性モニタリング

有効性のモニタリングは，関節所見（圧痛関節数，腫脹関節数），炎症マーカー（CRP，赤血球沈降速度）などの検査と医師や患者による全般評価を組み合わせた疾患活動性評価法（DAS28，SDAI，CDAIなど）を用いて実施する（表14）．MMP-3やRF，身体機能評価の指標であるHAQ-DIもしばしば有効性モニタリン

■表14　MTX投与中の有効性モニタリング

疾患活動性評価	DAS28，SDAI，CDAIなど	治療開始後は4〜8週ごと，寛解または，低疾患活動性を3カ月以上維持後は評価間隔の延長可能
血液検査	CRP，赤血球沈降速度	●2〜4週ごと（開始後あるいは増量後3カ月以内） ●4〜12週ごと（その後）
	MMP-3	12週ごと
	RF	24〜52週ごと
画像検査	関節単純X線検査（手，足部，その他の罹患関節）	年1回程度
身体機能評価	HAQ-DI	24〜52週ごと

グに有用である．タイトコントロールの観点から，治療開始時の評価は4〜8週ごとに行い，治療目標と照らし合わせ，MTX用量の調節を行う．低疾患活動性または寛解が3カ月以上持続した場合には，疾患活動性の評価間隔を延長することも可能である．また，画像的評価として関節単純X線検査（手，足部，その他の罹患関節）を年1回程度行う．治療効果が不十分であれば，MTXの増量，または他のcsDMARDあるいは生物学的製剤/JAK阻害薬との併用療法を考慮する（**第3章図2 p.27参照**）．

第6章

References

1）「リウマトレックス®適正使用情報 Vol.28–重篤な副作用および死亡症例の発現状況–，ファイザー株式会社，2022年7月

2）The effect of age and renal function on the efficacy and toxicity of methotrexate in rheumatoid arthritis. Rheumatoid Arthritis Clinical Trial Archive Group. J Rheumatol, 22：218-223, 1995

3）Weinblatt ME & Fraser P：Elevated mean corpuscular volume as a predictor of hematologic toxicity due to methotrexate therapy. Arthritis Rheum, 32：1592-1596, 1989

4）Visser K & van der Heijde DM：Risk and management of liver toxicity during methotrexate treatment in rheumatoid and psoriatic arthritis: a systematic review of the literature. Clin Exp Rheumatol, 27：1017-1025, 2009

5）Suzuki Y, et al：Elevation of serum hepatic aminotransferases during treatment of rheumatoid arthritis with low-dose methotrexate. Risk factors and response to folic acid. Scand J Rheumatol, 28：273-281, 1999

6）Guidelines for monitoring drug therapy in rheumatoid arthritis. American College of Rheumatology Ad Hoc Committee on Clinical Guidelines. Arthritis Rheum, 39：723-731, 1996

7）Sumida Y, et al：Validation of the FIB4 index in a Japanese nonalcoholic fatty liver disease population. BMC Gastroenterol, 12：2, 2012

8）Kent PD, et al：Risk factors for methotrexate-induced abnormal laboratory monitoring results in patients with rheumatoid arthritis. J Rheumatol, 31：1727-1731, 2004

9）6．その他の病態への対応　6-3．HBV再活性化.「B型肝炎治療ガイドライン（第4版）」（日本肝臓学会肝炎診療ガイドライン作成委員会/編），pp.87-105，2022年6月

10）Watanabe M, et al：Serodiagnosis of Mycobacterium avium-complex pulmonary disease with an enzyme immunoassay kit that detects anti-glycopeptidolipid core antigen IgA antibodies in patients with rheumatoid arthritis. Mod Rheumatol, 21：144-149, 2011

11）Hirose W, et al：Diagnostic performance of measuring antibodies to the glycopeptidolipid core antigen specific to Mycobacterium avium complex in patients with rheumatoid arthritis: results from a cross-sectional observational study. Arthritis Res Ther, 17：273, 2015

周術期の対応

推奨⑰　整形外科手術の周術期において，MTXの休薬は不要である．

1　整形外科手術におけるエビデンス

　周術期の薬物管理は，MTXを含むDMARDs，副腎皮質ステロイドなどの薬剤に起因する感染症を含めた術後合併症リスクと薬剤中止に伴う疾患活動性増悪（再燃）リスクのバランスをとることが目的である．整形外科手術において，MTX継続と休薬で，術後感染率および再燃率に差異があるかについて報告[1-6]がされている（表15）．

　MTX継続を推奨する論文としては，Sanyら[2]およびGrennanら[4]の非盲検ランダム化研究があり，どちらもエビデンスレベルは1bである．Grennanらの論文では，MTX継続群は休薬群と比較しても，1年以内の術後合併症率，感染率は増加しなかった[4]．またSreekumarら[6]は1〜10年の追跡調査においても，継続群および休薬群で術後合併症率に差はないと報告している．Grennanら[4]の論文は後述の各国の周術期MTX使用に関する推奨でMTX休薬不要の根拠として多数引用されている．また，本邦はMTX使用量が欧米と比較して少ないが，本邦のMurataらの報告によると，後ろ向き観察研究で，MTX 2〜8 mg/週使用の患者においても，継続群と休薬群で感染率に差がなかった[5]．一方，Bridgesら[1]とCarpenterら[3]は，継続群は休薬群と比較して，合併症（感染を含む）率が有意に高値であったと報告している．継続により術後感染率が上昇するとの報告は古い論文がほとんどで，近年の報告では，継続しても術後感染率は上昇しないとの意見が多くを占めている．

　術後再燃率に関して，Grennanら[4]は継続群では再燃率が0％であったのに対し

て，休薬群では8%と有意な差をもって，休薬群で再燃率が高く，休薬は再燃の独立した因子であるとしている．また，Murataら[5]も，再燃率に有意な差はないものの，多変量解析にて，休薬を再燃の独立した因子として報告している．これらの報告から，休薬に伴う周術期の再燃には注意が必要である．

■表15　周術期のMTX継続・休薬を検討した論文（整形外科手術）

報告者，年	Bridges SL, 1991[1]	Sany J, 1993[2]	Carpenter MT, 1996[3]	Grennan DM, 2001[4]	Murata K, 2006[5]	Sreekumar R, 2011[6]
研究方法，エビデンスレベル	後ろ向き観察，2b	前向き非盲検ランダム化8カ月フォロー，1b	前向き観察1年フォロー，2a	前向き非盲検ランダム化1年フォロー，1b	後ろ向き観察，2b	前向き非盲検ランダム化1～10年フォロー，1b
MTX継続	非推奨	推奨	非推奨	推奨	推奨	推奨
手術数	継続19術休薬34術	継続39術休薬50術	継続16術休薬26術	継続88術休薬72術	継続77術休薬21術	継続47術休薬37術
MTX投与量（使用範囲）	継続7.9 mg休薬8.2 mg	継続10 mg休薬10 mg（5～15 mg）	継続13.1 mg休薬12.5 mg（5～20 mg）	継続10 mg休薬7.5 mg（2.5～20 mg）	継続4.3 mg休薬4.9 mg（2～8 mg）	継続10 mg休薬7.5 mg（2.5～20 mg）
継続群感染率	21%	0%	25%	2%	3.9%	0%
休薬群感染率	0%	0%	0%	15%	4.8%	0%
p値	<0.03	NS	0.03	<0.003	NS	NS
継続群創傷離開率	↑	10.3%	—	↑	1.3%	↑
休薬群創傷離開率	↑	12.0%	—	↑	9.5%	↑
p値	↑	NS	—	↑	NS	↑
継続群再燃率	—	—	0%	0%	3.9%	—
休薬群再燃率	—	—	0%	8%	14%	—
p値	—	—	NS	0.04	NS	—
備考	合併症率（感染率と創傷離開率）で算出．継続は早期合併症の要因．	再燃に関する記載：4週以上休薬患者で，全員が再燃．	一時的休薬を推奨	創傷離開も感染に含む．継続は感染の因子にあたらず．	休薬は再燃の独立した因子．継続は感染の因子にあたらず．	Grennan DM, 2001の追跡調査．腎機能不全，感染以外では休薬不要．

↑：創傷離開率単独の記載はなし．感染率を参照．
—：記載なし．
NS：有意差なし．

2 各国の推奨

　前述の報告を踏まえて，表16に示すように，各国から周術期におけるMTX使用に関する推奨[7-14]が報告されている．多くの国において，通常，整形外科手術では安全に継続が可能として，休薬せず継続が推奨されている．イギリスでは，再燃リスクの観点から，休薬を推奨していない[13]．一方，イタリアでは，MTX用量によっては減量・休薬を考慮するよう推奨している[10]．アメリカ合衆国では，ACR（米国リウマチ学会）とAAHKS（米国股関節・膝関節外科学会議）が，2017年に共同で推奨[12]を発表しており，リウマチ性疾患（関節リウマチ，乾癬性関節炎，強直性脊椎炎）患者における人工股関節置換術および人工膝関節置換術施行時にMTXを含めたcsDMARDsを継続して使用することを推奨している．なお，ACR

■表16　整形外科手術の周術期MTX使用に関する各国の推奨

グループ, 年	国	周術期MTX使用に関する推奨	エビデンスレベル	推奨グレード
3E Initiative from Brazil, 2009[7]	ブラジル	疾患活動性，併存症，ステロイド用量を考慮して，継続可能．	1b	–
3E Initiative of 2007–8, 2009[8]	インターナショナル	安全に継続可能．	1b	C
Canadian Rheumatology Association, 2012[9]	カナダ	安全に継続可能．	1	A
Italian Society of Rheumatology, 2013[10]	イタリア	10 mg以下では，継続可能．10 mg超では，減量・休薬も．	1b	B
Portuguese Society of Rheumatology, 2017[11]	ポルトガル	安全に継続可能．	2	C
American College of Rheumatology, 2017[12]	アメリカ合衆国	THA，TKAでは，現在使用量を継続．	Low to moderate	–
The British Society of Rheumatology, 2017[13]	イギリス	休薬すべきではない．ハイリスク手技では個別対応．	–	2B
Japan College of Rheumatology, 2019[14]	日本	安全に継続可能．12 mg超では，リスク・ベネフィットを考慮．	–	–

3E：Evidence, Expertise, Exchange
THA：total hip arthroplasty（人工股関節置換術），TKA：total knee arthroplasty（人工膝関節置換術）

第7章

とAAHKSは2022年にup-dateを発表し，引き続きMTXに関しては，継続使用が推奨されている.

3 感染症リスクについて

　人工関節感染症を含む手術部感染症のリスクは，RA患者にとって多因子であり，コントロール不良，喫煙，合併症，副腎皮質ステロイド使用，免疫抑制治療が含まれる[15]. また，MTX使用推奨に関するシステマティックレビュー[16]によると，これら以外に，患者が有する感染リスク（糖尿病など），周術期の疾患コントロールも周術期感染を予防するうえで考慮すべきとされている. 特に副腎皮質ステロイド使用患者では，術後感染のリスクが上昇するため，手術までに副腎皮質ステロイドを減量・休薬できるよう治療強化することが望ましい[17].

4 整形外科手術以外の周術期について

　整形外科手術以外の手術に関しては，エビデンスがないため，周術期の患者の状況（術後腎機能低下症例，出血，低アルブミン血症など），併存症，副腎皮質ステロイド用量，MTX用量等を考慮して，周術期におけるMTXの継続，一時休薬あるいは再開を個別に判断することが望ましい[8, 10, 11, 14]. 特に，緊急性を有する手術の場合は，休薬期間を設ける時間的余裕がなく，手術加療が優先される. 一方，眼科手術や歯科手術などの低侵襲手術の場合は，一般的に休薬の必要はなく，継続が推奨される.

　以上より本邦では，整形外科手術の周術期において，原則MTXを休薬する必要はない. また，休薬することで疾患活動性が増悪するリスクも伴う. 一方，疾患活動性が十分にコントロールされていれば，多くの症例では1週間休薬しても，疾患活動性が増悪することはない. 個別の症例のリスク・ベネフィットを考慮して判断することが望ましい.

References

1) Bridges SL Jr, et al：Should methotrexate be discontinued before elective orthopedic surgery in patients with rheumatoid arthritis? J Rheumatol, 18：984-988, 1991

2) Sany J, et al：Influence of methotrexate on the frequency of postoperative infectious complications in patients with rheumatoid arthritis. J Rheumatol, 20：1129-1132, 1993

3) Carpenter MT, et al：Postoperative joint infections in rheumatoid arthritis patients on methotrexate therapy. Orthopedics, 19：207-210, 1996

4) Grennan DM, et al：Methotrexate and early postoperative complications in patients with rheumatoid arthritis undergoing elective orthopaedic surgery. Ann Rheum Dis, 60：214-217, 2001

5) Murata K, et al：Lack of increase in postoperative complications with low-dose methotrexate therapy in patients with rheumatoid arthritis undergoing elective orthopedic surgery. Mod Rheumatol, 16：14-19, 2006

6) Sreekumar R, et al：Methotrexate and post operative complications in patients with rheumatoid arthritis undergoing elective orthopaedic surgery--a ten year follow-up. Acta Orthop Belg, 77：823-826, 2011

7) Pereira IA, et al：National recommendations based on scientific evidence and opinions of experts on the use of methotrexate in rheumatic disorders, especially in rheumatoid arthritis. Results of the 3E Initiative from Brazil. Bras J Rheumatol, 49：346-361, 2009

8) Visser K, et al：Multinational evidence-based recommendations for the use of methotrexate in rheumatic disorders with a focus on rheumatoid arthritis: integrating systematic literature research and expert opinion of a broad international panel of rheumatologists in the 3E Initiative. Ann Rheum Dis, 68：1086-1093, 2009

9) Bombardier C, et al：Canadian Rheumatology Association recommendations for the pharmacological management of rheumatoid arthritis with traditional and biologic disease-modifying antirheumatic drugs: part II safety. J Rheumatol, 39：1583-1602, 2012

10) Todoerti M, et al：Systematic review of 2008-2012 literature and update of recommendations for the use of methotrexate in rheumatic diseases, with a focus on rheumatoid arthritis. Reumatismo, 65：207-218, 2013

11) Duarte AC, et al：Portuguese recommendations for the use of methotrexate in rheumatic diseases – 2016 update. Acta Reumatol Port, 42：127-140, 2017

12) Goodman SM, et al：2017 American College of Rheumatology/American Association of Hip and Knee Surgeons Guideline for the Perioperative Management of Antirheumatic Medication in Patients With Rheumatic Diseases Undergoing Elective Total Hip or Total Knee Arthroplasty. Arthritis Rheumatol, 69：1538-1551, 2017

13) Ledingham J, et al：BSR and BHPR guideline for the prescription and monitoring of non-biologic disease-modifying anti-rheumatic drugs. Rheumatology (Oxford), 56：865-868, 2017

14) Kameda H, et al：Japan College of Rheumatology guideline for the use of methotrexate in patients with rheumatoid arthritis. Mod Rheumatol, 29：31-40, 2019

15) Goodman S M & George M D：'Should we stop or continue conventional synthetic (including glucocorticoids) and targeted DMARDs before surgery in patients with inflammatory rheumatic diseases?' RMD Open, 6：doi:10.1136/rmdopen-2020-001214, 2020

16) Valerio V, et al：Systematic review of recommendations on the use of methotrexate in rheumatoid arthritis. Clin Rheumatol, 40：1259-1271, 2021

17) Baker JF & George MD：Prevention of Infection in the Perioperative Setting in Patients with Rheumatic Disease Treated with Immunosuppression. Curr Rheumatol Rep, 21：17, 2019

第7章

妊娠・授乳希望時の対応

推奨⑱ MTX投与にあたり，あらかじめ児へのリスクを説明し，内服中は避妊させる．妊婦または妊娠している可能性のある女性にはMTXの投与は禁忌である．妊娠する可能性のある女性に投与する場合は，投与中および投与終了後少なくとも1月経周期は妊娠を避けるよう指導する．
授乳中のMTX投与は禁忌である．

1 妊娠

　妊娠中にMTX投与を受けると，胎児の中枢神経障害，頭蓋骨異常，四肢や口蓋の成長障害をきたすとされている[1]．妊娠第1三半期にMTX 20 mg以下の週1回パルス療法を受けた63件の妊娠症例をレビューした報告では，妊娠の中絶が19例（30.2％），流産が11例（17.4％）で，33例（52.4％）が出産に至り，うち4例（6.3％）に先天性奇形がみられ1例（1.5％）が多発奇形であった[2]．正期産児の体重は正常範囲であった．その後のレビューでは，低用量MTXを週1回投与した場合，妊娠初期の曝露後の先天異常リスクは5〜10％と報告されている[3]．

　欧州のENTIS（European Network of Teratology Information Service）および北米のOTIS（Organization of Teratology Information Specialists）からの多施設前向き研究で，324例の妊娠前（最終月経の10週間前から最終月経の1週間と6日を超えない間）または妊娠成立後（最終月経初日から2週間目以後）にMTXに曝露された症例と一般集団とが比較検討された．妊娠前のMTX曝露では累積流産，先天性奇形とも一般集団と差はなく，妊娠成立後のMTX曝露では累積流産率は42.5％で先天性奇形は6.6％と一般集団より高かった．いずれの群でも人工妊娠中絶率は一般集団より高かったと報告されている[4]．

男性に投与する場合は，投与中および投与終了後少なくとも3カ月間は配偶者が妊娠を避けるように，本邦の添付文書には記載されている．しかし，男性側のMTX使用については，ドイツの報告では，パートナーの妊娠3カ月前から受胎時までの間にMTXを服用していた男性113例で，出生児の先天異常（オッズ比1.02，95％ CI 0.05-7.0）や自然流産のリスク（ハザード比1.19，95％ CI 0.65-2.17）の増加はみられなかった[5]．また，デンマークからの報告でも，パートナーの妊娠90日前から受胎時の間にMTXを使用した男性127例において，先天大奇形のリスクは上昇しなかった（調整オッズ比1.01，95％ CI 0.73-2.74）[6]．

◆予防対策

① MTX投与にあたり，児へのリスクを説明し，男女とも内服中は避妊を要請する．これまで男性RA患者のMTX使用が児の先天大奇形リスクを上昇させるとする報告がないことから，男性RA患者のMTX使用については，治療に不可欠な場合には，MTXを中止せずにパートナーが妊娠することも考慮可能である．

② 海外のエビデンスをもとにしたMTX使用法に関して，MTXを投与中のRA患者が妊娠を希望した場合には，女性でも男性でも妊娠計画の少なくとも3カ月前にはMTXを中止することが推奨されている[7]．また，2016年に欧州リウマチ学会（EULAR）から発表された妊娠についての報告では，MTX服用中の女性患者は妊娠の1〜3カ月前にMTXを中止することが推奨されている[8]．本邦のMTXの添付文書では，妊娠する可能性のある女性に投与する場合は，投与中および投与終了後少なくとも1月経周期（月経がはじまった日を1日として次の月経がはじまるまでを1周期とする）は妊娠を避けるよう指導することとされている．

2 ｜ 授乳

　MTXは，乳汁中にわずかではあるが検出されたとする報告がある[9, 10]ため，授乳中はMTXの投与は禁忌である[11, 12]．

References

1） Hyoun SC, et al：Teratogen update: methotrexate. Birth Defects Res A Clin Mol Teratol, 94：187-207, 2012

2） Østensen M, et al：Anti-inflammatory and immunosuppressive drugs and reproduction. Arthritis Res Ther, 8：209, 2006

3） Østensen M & Förger F：Management of RA medications in pregnant patients. Nat Rev Rheumatol, 5：382-390, 2009

4） Weber-Schoendorfer C, et al：Pregnancy outcome after methotrexate treatment for rheumatic disease prior to or during early pregnancy: a prospective multicenter cohort study. Arthritis Rheumatol, 66：1101-1110, 2014

5） Weber-Schoendorfer C, et al：No evidence for an increased risk of adverse pregnancy outcome after paternal low-dose methotrexate: an observational cohort study. Rheumatology (Oxford), 53：757-763, 2014

6） Eck LK, et al：Risk of Adverse Pregnancy Outcome After Paternal Exposure to Methotrexate Within 90 Days Before Pregnancy. Obstet Gynecol, 129：707-714, 2017

7） Visser K, et al：Multinational evidence-based recommendations for the use of methotrexate in rheumatic disorders with a focus on rheumatoid arthritis: integrating systematic literature research and expert opinion of a broad international panel of rheumatologists in the 3E Initiative. Ann Rheum Dis, 68：1086-1093, 2009

8） Götestam Skorpen C, et al：The EULAR points to consider for use of antirheumatic drugs before pregnancy, and during pregnancy and lactation. Ann Rheum Dis, 75：795-810, 2016

9） Johns DG, et al：Secretion of methotrexate into human milk. Am J Obstet Gynecol, 112：978-980, 1972

10） Thorne JC, et al：Methotrexate use in a breastfeeding patient with rheumatoid arthritis. J Rheumatol, 41：2332, 2014

11） Temprano KK, et al：Antirheumatic drugs in pregnancy and lactation. Semin Arthritis Rheum, 35：112-121, 2005

12） Sammaritano LR & Bermas BL：Rheumatoid arthritis medications and lactation. Curr Opin Rheumatol, 26：354-360, 2014

副作用への対応

1 一般的注意と患者教育

推奨⑲

MTX投与開始時には，副作用の予防・早期発見・早期対応のために，多職種連携により，患者に特有の服薬方法とともに，主な副作用の初期症状を十分説明し，投与継続中も患者教育をくり返し実施する．骨髄障害，間質性肺疾患，感染症，リンパ増殖性疾患などの重大な副作用については，過去に報告のある危険因子の評価と予防対策を実施し，発生時には適切な対処をすみやかに行う．

1）患者教育の重点項目

　　MTX投与開始時には，副作用の予防・早期発見・早期対応のために次に示す①〜④を患者に十分説明し，投与継続中も医師あるいは医療スタッフによる患者教育をくり返し実施する．日本リウマチ学会が作成したパンフレット「メトトレキサートを服用する患者さんへ」には，内服方法，服用上の注意点，主な副作用について解説されており，患者教育に有用である（https://www.ryumachi-jp.com/general からダウンロードできる）．MTXの内服方法は広く知られているにもかかわらず，現在でも連日服用による過量投与事例が発生しており，日本医療機能評価機構からもくり返して安全性情報が発出されている[1]．開始時の説明に加えて，投与中も服用状況や理解度の再確認を行うことが望ましい．皮下投与製剤では，特に自己注射を行っている患者の実施状況や薬剤の管理などについても配慮すべきである．

〈MTX服用患者において注意すべき事項〉

① MTX投与中は常に副作用の出現に注意を払う.

② 特にMTX開始後（あるいは増量後）3カ月程度は消化器症状（口内炎，下痢，食思不振），肝障害など用量依存性の副作用が出現する可能性がある.

③ MTX投与期間中は常に，骨髄障害，感染症，間質性肺疾患，リンパ増殖性疾患に注意しなければならない.

④ MTX投与量安定後は，2〜3カ月間隔の受診となる場合もあるため，次項2）A〜Fの症状が出現したら，すみやかに主治医に連絡をとるか，服用薬とお薬手帳を持って近医を受診するよう，くり返し説明する.

2) 副作用早期発見のための重要な自覚症状と対応（表17）

A. 発熱・咳嗽・息切れ・呼吸困難

細菌性肺炎，ニューモシスチス肺炎，間質性肺疾患など重篤な肺障害の可能性がある．発熱を伴わない軽度の咳嗽のみでただちにMTXを中止する必要はないが，急に上記の症状が出現したときにはすみやかにMTXを中止し，精査する.

B. 食思不振・嘔吐・下痢・新たな口内炎・咽頭痛

高齢者では発熱・嘔吐・下痢などにより予期せず脱水となることが少なくない．脱水になるとMTX血中濃度が著しく上昇するため，今までには認められなかった骨髄障害（血球減少症）が急速に出現する．この場合，口内炎・口腔内びらん・咽頭痛などが出現することが多い．脱水の場合にはすみやかにMTXを中止し，精査する.

C. 嘔気・倦怠感

一時的なものであれば問題ないが，慢性的な場合・症状が強い場合にはMTX血中濃度の上昇，肝機能障害などの可能性があるため，精査する.

D. 皮下出血（出血傾向）

血小板減少症（骨髄障害）による可能性があり，すみやかに受診させ末梢血検査，生化学検査などを実施する.

E. 尿量減少・下腿浮腫・体重増加など

腎機能を確認し，腎機能低下を認める場合にはMTXを減量あるいは中止する．治療開始時に腎機能が正常であっても，関節リウマチ（RA）の治療中には，

■表17　副作用早期発見のための重要な自覚症状と対応

自覚症状	可能性のある副作用	対応
● 発熱 ● 咳嗽 ● 息切れ ● 呼吸困難	重篤な肺障害 （細菌性肺炎，ニューモシスチス肺炎，間質性肺疾患など）	すみやかにMTX使用を中止し，服用状況を確認するとともに精査する
● 食思不振 ● 嘔吐 ● 下痢 ● 新たな口内炎 ● 咽頭痛	脱水などでMTX血中濃度が著しく上昇したことによる骨髄障害（血球減少症） ※特に高齢者の場合に多い	
● 嘔気 ● 倦怠感	（慢性的な場合，症状が強い場合） MTX血中濃度の上昇，肝機能障害など	精査
● 皮下出血 　（出血傾向）	血小板減少症（骨髄障害）	すみやかに受診させ，末梢血検査，生化学検査などを実施する
● 尿量減少 ● 下腿浮腫 ● 体重増加	腎機能低下	腎機能を確認し，腎機能低下を認める場合はMTXを減量あるいは中止する
● リンパ節腫脹など	リンパ増殖性疾患（LPD）	リンパ節腫脹以外の多様な全身症状や局所症状を呈することもあるため確認する（**本章7 p.99参照**） 疑わしい場合にはMTXを中止し，精査する

　　　DMARDs，NSAIDsなどによる薬剤性腎機能障害が出現する可能性がある．

F. リンパ節腫脹など

　　　リンパ増殖性疾患（LPD）を疑う症状として，表在リンパ節腫脹とともに，原因不明の発熱，寝汗，体重減少などの全身症状にも注目し，疑わしい場合にはMTXを中止し精査を行う．節外病変も多いことから，皮膚病変，咽頭・扁桃病変，軟部組織腫大，画像検査における胸部異常陰影などにも注意する．

第9章

2 骨髄障害

推奨⑳

MTXによる骨髄障害はしばしば致死的となるため，危険因子を熟慮した うえで過量投与にならないよう注意する．高齢，腎機能障害など高リスク 例では低用量から開始する．誘因となる脱水徴候があるときや口内炎が 多発したときには，服薬しないように説明する．

1）発現頻度

「リウマトレックス®適正使用情報Vol. 28」[2]によると，2021年12月31日までの MTXとの因果関係を否定できない死亡症例851例のうち221例（26.0％）が血液 障害であり，その多くが汎血球減少症や骨髄抑制である．また高用量承認（2011 年2月23日）後では，死亡症例238例中53例（22.3％）が血液障害であり，新生 物についで2番目に多い．骨髄障害はMTX濃度依存性の副作用である．血液障害 による死亡症例において，8 mg/週を超えて服用していた症例は6.0％である一方， 6 mg/週以下を服用していた患者が80％以上であること[2]から，服用量（処方量） よりもむしろ以下の危険因子の関与が大きいと考えられる．

2）危険因子・誘因

A. 腎機能障害[3-7]（GFR＜60 mL/分/1.73 m²相当）

MTXは80～90％が腎から排泄されるため，高度の腎機能障害例（GFR＜30 mL/ 分/1.73 m²相当）や透析症例に使用した場合には致死的な骨髄障害をきたすため 禁忌である．GFR＜60 mL/分/1.73 m²相当の中等度の腎機能障害でも危険因子と なる．腎機能の評価については，「第2章 禁忌と慎重投与」（p.19）を参照．

B. 高齢[2-4, 6, 7]

高齢者の場合，潜在的に腎機能障害を有することが多く，また摂食不良などに よる脱水をしばしば引き起こすためMTXの血中濃度が中毒量に達することがあ る．高用量承認以降の死亡例をみると，70歳以上が84.3％を占め，50歳代では 2％である[2]．近年，高齢RA患者が著しく増加していることから，他の危険因子

がある高齢患者には細心の注意が必要である.

C. 葉酸欠乏[6, 7]

口内炎は葉酸欠乏で現れるため,新しい口内炎[3]には注意する.また末梢血検査で持続的な MCV の上昇(>100 fL)がある場合,有意に骨髄障害の累積発症率が高くなる[8].

D. 多数薬剤(5剤以上)の併用[3, 5-7]

インドメタシンなどの NSAIDs の併用を危険因子とする報告[3]がある.

E. 低アルブミン血症[3, 5, 7]

MTX の 42〜57％は血中でアルブミンと結合しているため,低アルブミン血症では遊離 MTX が増え,骨髄毒性を高める.

F. 脱水

発熱・摂食不良・嘔吐・下痢・熱中症などにより脱水をきたすと,MTX 血中濃度が著しく上昇し,骨髄障害の引き金となる.

3)予防・早期発見対策

高用量承認以降,重篤な血液障害症例 666 件のうち,35 例(5.3％)で連日投与が行われていた[2].まず大切なことは医師の処方ミス,あるいは患者の服用間違いによる過量投与を未然に防げるよう,薬剤師との連携を密にすることである.特に高度の腎機能障害(GFR<30 mL/分/1.73 m^{2}相当)を有する患者,透析患者に対しては投与しない.なお,中等度でも腎障害がある患者(GFR<60 mL/分/1.73 m^{2}相当)や高齢者,薬剤性骨髄障害の既往を有する患者には慎重に投与する.このようにリスクの高い患者では葉酸の飲み忘れがないように服薬指導を特に徹底し,加えて常に脱水症状や口内炎などに注意する.末梢血検査では白血球分画やMCV も確認し,その絶対値のみでなく推移にも注意を払う.血液検査結果確認の遅れにより骨髄障害の発見が遅くなり死亡した症例も報告されている[2].高齢者や罹病期間の長い RA 患者では,筋肉量の低下などにより血清 Cr 値が低値となるため,シスタチン C を用いた推算式(**第2章 p.23**)を参考に腎機能の正しい評価に努める.

4）発生時の対処方法

骨髄障害発生時にはただちにMTXを中止し，専門医療機関に紹介する．頻回に末梢血検査を行い，骨髄の回復を確認する．重症な場合（大球性貧血＜8 g/dL，白血球＜1,500/mm³，血小板＜50,000/mm³）では，活性型葉酸を用いたロイコボリン®レスキュー（**第4章 p.58**）と十分な輸液を行う．「リウマトレックス®適正使用情報Vol. 28」によると，MTXとの因果関係を否定できない851例の死亡症例のうち，53症例（6.2％）で血液障害が発現しているにもかかわらずロイコボリン®を投与しておらず，また35症例（4.1％）がロイコボリン®投与まで5日以上経過していた[2]．また無顆粒球症ではG-CSF製剤の投与を，血小板減少が高度で出血傾向が認められるときには血小板輸血を行う．白血球減少に伴う二次的な感染症にも留意し，必要に応じて抗菌薬，抗真菌薬の投与を行う．

3 間質性肺疾患（MTX肺炎）

推奨㉑

① MTX肺炎では特に，初期症状に関する患者教育が重要である．MTX投与開始時および使用中は，原因の明らかではない乾性咳嗽，息切れ，呼吸困難感が現れたときは，すみやかに受診をするよう説明する．

② MTX肺炎は投与開始後2〜3年以内に発生することが多いが，投与期間の長い症例にも発生する可能性があるので，投与中は常に念頭におく．投与開始時および経過中は定期的に胸部画像を評価する．

③ MTX肺炎が疑われたときには，すみやかに他の疾患を除外し，中等量〜高用量副腎皮質ステロイドを中心とした必要な治療を開始する．

1）発現頻度

MTX肺炎の発現頻度は報告により異なるが，1〜7％前後であるとされる[9, 10]．死亡率は13％との報告がある[11]．通常，急性もしくは亜急性の間質性肺炎の経過をとる．「リウマトレックス®適正使用情報Vol.28」[2]によると，高用量承認以降の本邦でのMTXと因果関係が否定できない死亡症例238症例（2011年2月〜'21年

12月）のうち間質性肺炎による死亡は14.7％（35例）で，肺障害39例の大半（89.4％）を占めていた．（MTXとの関連が否定できない）肺障害で死亡した例では，肺障害発現時の年齢は70歳以上が77.8％，MTX投与量は8 mg/週超が24.1％であり用量依存性の指摘はない．肺障害発現時期はMTX投与開始後6カ月未満が45.1％であった[2]．海外でも[10]本邦でも[2]1年未満が多い（59.2％）とされるが，平均31.0カ月（4〜104カ月）であったとする報告もある[12]．したがって，MTX投与中は常にMTX肺炎が発生する可能性を念頭におく必要がある．8 mg/週を超えてMTXを投与された患者を対象とした長期の使用実態下における特定使用成績調査では，8 mg/週を超えて使用後24週までの間質性肺炎発生数は12例（0.42％），うち重篤7例（0.25％），24週後52週まででは2例（0.60％），うち重篤1例（0.30％）であった[13]．このほか，MTX肺炎を生じた例では，いずれも肺病変発生時にリンパ球数が減少していたとする報告がある[14]．

◆ 間質性肺病変があるRA患者へのMTXの適応について

　　RA患者においてMTXを使用している間は，MTX肺炎のリスクは存在する[15,16]が，間質性肺病変があるRA患者をMTXで治療することを必ずしも避けるべきことではないとされている．RA全体としては，疾患活動性が高いことがRA関連肺疾患発生のリスク[17]であり，MTXを使用することによりRA関連間質性肺疾患の出現が遅くなったとの報告[18]もある．間質性肺病変のあるRA患者においてMTX投与はMTX肺炎のリスクとされる一方で，他の生物学的製剤や低分子DMARDsでも間質性肺病変が生じることも知られている[19,20]．したがって，米国リウマチ学会のRA治療ガイドライン2021[21]においても，MTXと同程度の有効性と長期の安全性を有する治療薬はないという観点から，既存のRAによる間質性肺病変があっても軽度で安定している場合には，MTXの使用は賛同されるものであると記載されている．しかし，同時に既存の間質性肺病変を有する患者には，MTX開始前にMTX肺炎のリスクが上がる可能性を伝えるべきであるとしている[21]．

　　いずれにせよ，MTXを使用していて間質性肺疾患が出現する例はあるが，RA自体を適切に加療することが大切である．

2）危険因子

① 既存のRAに伴う肺病変，高齢，糖尿病，低アルブミン血症，過去のDMARDs

使用歴があげられている[15, 22].

② 全くリスク因子のない症例に発症することも少なくない[10].

3）予防・早期発見対策

① 患者にはあらかじめ，発熱，咳嗽，息切れ，呼吸困難などの初期症状を定期的に説明し，これらの症状が急性あるいは亜急性に出現した場合には，MTXの中止，医療機関への連絡，および可及的すみやかな受診を指示する．

② 呼吸器病変が疑われた場合には，聴診，経皮的酸素飽和度モニター（SpO$_2$），胸部単純X線検査，胸部CT検査〔高分解能CT（HRCT）が望ましい〕などを行う．

4）発生時の対処方法

① MTXをただちに中止した後，必要に応じ専門医療機関に紹介し，MTX肺炎，呼吸器感染症，RAに伴う肺病変などの出現・増悪を鑑別するための検査をすみやかに進める．一般的には，迅速抗原検査などを用いてCOVID-19を含むウイルス感染や細菌感染などを除外する．β-D-グルカン測定，喀痰で一般細菌培養検査を提出する．胸部単純X線，HRCT所見にて，びまん性のすりガラス陰影がみられた場合（図5A〜D），間質性肺疾患を疑い，KL-6測定も検討する．MTX肺炎では近接する正常肺と明瞭に境されたすりガラス陰影（ground glass opacity：GGO，図5C）がみられるとされるものの，明瞭な境界が認められない例（図5D）も少なくない．CT画像だけでニューモシスチス肺炎とMTX肺炎を鑑別することはできない．可能であれば気管支肺胞洗浄（BAL）検査にて，気管支肺胞洗浄液（BALF）の細胞分画を確認し，ニューモシスチスPCR検査を含む微生物学的検査を提出する．β-D-グルカン陰性でニューモシスチスPCR陰性，すべての微生物学的検査が陰性であれば，MTX肺炎やRAによる間質性肺疾患を疑う．患者の病歴や病態にもよるが，鑑別には時間がかかるため，各種検体を採取したのち，初期にはステロイドに加え，一般細菌性肺炎，非定型肺炎，ニューモシスチス肺炎をカバーする治療を先行させ，否定できた順に当該薬剤を減量・中止していくのが一般的である．鑑別には日本リウマチ学会からのガイドライン[23]や日本呼吸器学会より発刊されている「薬剤

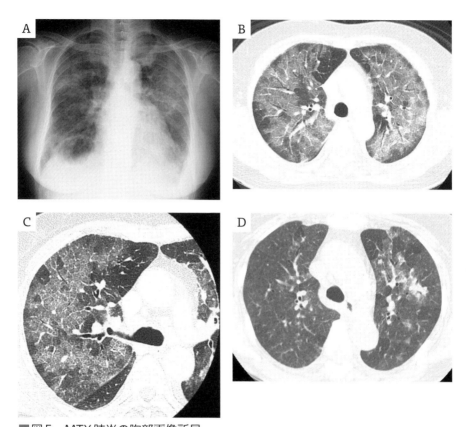

■図5　MTX肺炎の胸部画像所見

胸部単純X線（A），HRCT（B～D）にて，広範なびまん性すりガラス陰影を認める．
胸部HRCTでは，正常肺と明瞭に区別されたびまん性すりガラス陰影を認めることもある（B，C）とされるが，境界が明瞭でない場合（D）も少なくない
〔東京女子医科大学 中島亜矢子先生提供（所属は提供時）〕．

性肺障害の診断・治療の手引き2018」[24)]が参考になる．症状発現から診断までの期間は平均8±6日前後である[12)]．

② 必要に応じ呼吸器専門医にコンサルトする．図6に呼吸器障害が発生した際の鑑別フローチャートを示す．

③ MTXによる薬剤性肺炎が疑われた場合はMTXを中止後，ただちに副腎皮質ステロイドの中等量～高用量の投与（経口プレドニゾロン0.5～1 mg/kg/日）を行う．重症度に応じてステロイドパルス療法（メチルプレドニゾロン500～1,000 mg/日，3日間連続点滴静注）を併用する[11, 12)]．

④ ニューモシスチス肺炎や細菌性肺炎などの肺疾患の鑑別が困難なときは，副腎

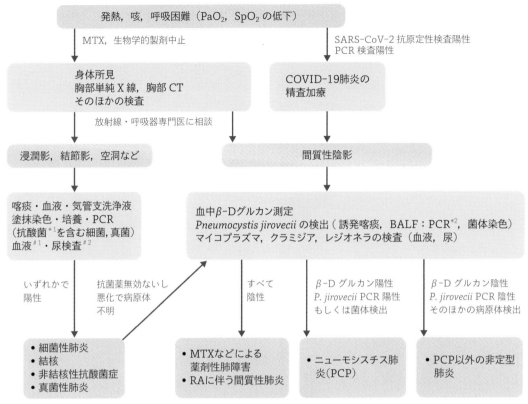

■図6　MTX投与中の発熱，呼吸器症状発現時の病態鑑別

＊1 TB, *M. intracellulare*, *M. avium* など，＊2 可能であれば

#1 アスペルギルス抗原，クリプトコッカス抗原，インターフェロンγ遊離試験，抗 MAC 抗体など，

#2 尿中肺炎球菌抗原など

PCR：ポリメラーゼ連鎖反応，BALF：気管支肺胞洗浄液，TB：結核菌

（文献 23 より改変して転載）

皮質ステロイドにスルファメトキサゾール・トリメトプリム〔ST 合剤 6〜12 g/日：本章「**4 感染症 4）発生時の対処方法**」参照，**p.94**〕などの抗菌薬投与を並行して行う．状況に応じて，他の真菌性・ウイルス性肺炎に対する治療も併用する．

⑤ 副腎皮質ステロイドでの加療中には，新規の肺感染症に留意する．必要に応じ，感染症専門医にコンサルトする．

5）治療後の注意点

MTX の再投与により薬剤性肺炎の再燃が 25 ％にみられた報告[11]があるため，再

投与は行わない．その後のRA治療薬による薬剤性肺炎の発現にも十分留意する必要がある．

4 感染症（ウイルス性肝炎を除く）

推奨㉒

① MTX投与前は感染症のスクリーニング検査を確実に実施し，感染症リスクを評価するとともに，抗結核薬，スルファメトキサゾール・トリメトプリム（ST合剤）の投与などの適切な予防対策を講じる．

② 早期発見と重症化を防ぐ目的で，感染が疑われる際の症状，休薬と早期受診について患者教育を行う．

③ 頻度が高いMTX投与中の感染症として，約半数を占める呼吸器感染症と帯状疱疹の発現に注意して観察する．

④ MTX投与中の感染症の予防，重症化阻止の目的で，生ワクチン以外のワクチン接種（インフルエンザ，肺炎球菌，SARS-CoV-2）は積極的に検討する．

1）発現頻度

2021年12月31日までに報告されたMTXとの因果関係を否定できない851例の死亡症例のうち，死亡の主な原因が感染症と考えられた症例は163例（19.2%）を占めていた[2]．そのうち，ニューモシスチス肺炎（図7）や結核などの日和見感染症60例（37%），肺炎・細菌性肺炎43例（26%），敗血症・敗血症性ショック24例（15%）が主な感染症であった[2]．また，真菌感染症のなかでは，クリプトコッカス感染症（肺炎，髄膜炎）の報告例も認められ，クリプトコッカス感染症（図8）では β-D-グルカンは上昇しないので注意する．

2011年2月23日の高用量承認以降2021年12月31日までに報告されたMTXとの因果関係を否定できない死亡症例238例のうち，感染症を主な原因とする症例は51例（21.4%）であり，そのうち8 mg/週を超えて投与されていた症例が36.2%を占め，血液障害，肺障害，新生物による死亡よりも高い割合であった[2]．

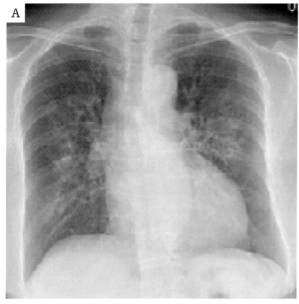

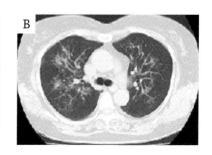

■図7　MTX治療中に合併した感染
　　　症① ニューモシスチス肺炎
胸部単純X線写真（A）では，肺門から広が
るびまん性のすりガラス陰影を認める.
胸部CT（B）では，両側肺野内側に斑状す
りガラス陰影が多発している.
β-D-グルカン 157 pg/dL
（和歌山県立医科大学 藤井隆夫先生提供）.

　MTXの長期安全性を検討したsystematic literature review[25]では，3年以上の
MTX治療を受けた患者の8.3％が重篤感染症を発症し，そのうちの79％が最初の
2年間に発現したと報告された．一方，本邦の集計では，感染症が死亡の主な原因
と考えられた107例（前述の163例から詳細不明の56例を除外）のうち，感染症
発現までのMTX投与期間が2年以上の患者は45.8％，発現時のMTX投与量が
8 mg/週以上の患者は128例（前述の163例から副作用発現時の投与量不明の35
例を除外）中18.8％を占めた[2]．また，本邦で高用量承認以降の重篤な感染症によ
る死亡症例については，MTX投与開始から6カ月未満の症例が20.0％であったも
のの，5年以上経過した症例も40.0％を占めており，MTX投与期間の長短にかか
わらず感染症に注意して患者を観察し，特に，長期投与患者においてはMTXによ
る免疫抑制および，加齢・合併症による生理機能の低下による感染症リスクの増
大の可能性を考慮する必要がある．長期免疫抑制患者のまれな日和見感染症であ
る進行性多巣性白質脳症（progressive multifocal leukoencephalopathy：PML）
は，これまでRAでのMTX投与におけるリスクは注目されていなかったが，欧州
における注意喚起と本邦での症例集積（過去3年で6例）を受けて，2022年10月
にMTXの添付文書の副作用の項に追記された[26]．MTXとの因果関係が明らかに

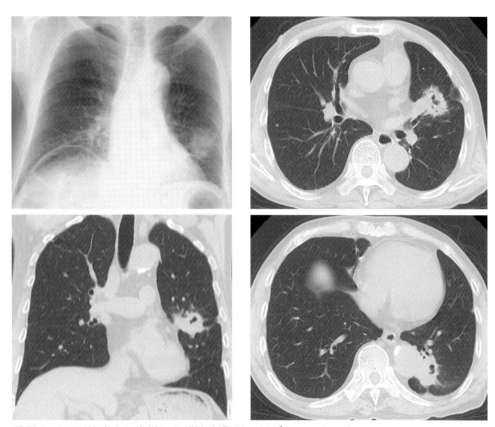

■図8　MTX治療中に合併した感染症② 肺クリプトコッカス症

MTX 12 mg/週，プレドニゾロン 4 mg/日服薬中，定期的胸部単純X線検査で左下肺野の浸潤影を指摘された．自覚症状はない．胸部CT検査で左下肺野に空洞を伴う不整形な結節影を認める（東海大学 鈴木康夫先生提供）．

なっているわけではないが，長期投与下で起こりうる感染症として今後認識しておく必要がある．

　必ずしも重篤にはならないがRA患者における比較的頻度が高い感染症として帯状疱疹が知られている．高用量承認後の日本の製造販売後調査では，MTX開始24週までに4件の帯状疱疹発生が報告され，発現頻度は0.27/100患者年と算出された[27]．また，観察開始時の生物学的製剤使用率が3％の日本の大規模コホート研究における帯状疱疹の粗発現率は12.1/1,000患者年であり，ベースラインでのMTX使用は帯状疱疹発症の有意なリスク因子であった（ハザード比1.38，95％ CI 1.08-1.77）[28]．

2）危険因子

① 高齢，既存肺疾患，関節外症状，糖尿病，副腎皮質ステロイド使用，過去3年以内の重篤な感染症の既往はRA患者における共通した感染リスク因子である[29, 30]．

② 慢性呼吸器感染症（副鼻腔炎，慢性気管支炎など），歯周病などの慢性感染症合併．

③ 腎機能障害[2]：腎障害を有する患者では，MTXの血中濃度が上昇し，骨髄障害による感染症合併をきたしやすくなる．

④ 骨髄障害[2]．

⑤ 日和見感染症の既往（肺結核，ニューモシスチス肺炎，サイトメガロウイルス感染症など）．

3）予防・早期発見対策

① 活動性の感染症がある場合は，その治療を先行して行い，MTX投与開始前に治癒を確認する．

② 65歳以上の高齢者では肺炎球菌ワクチンを接種する．

③ インフルエンザワクチンを毎年接種する．

④ 活動性結核が否定できない場合には呼吸器専門医，感染症専門医へのコンサルトを考慮する．なお以下のいずれかに該当し，総合的に潜在性結核が疑われる患者には，原則としてMTX投与開始前に適切な抗結核薬を投与する．

❶ 胸部画像検査で陳旧性結核に合致する，または推定される陰影を有する患者．

❷ 結核の診断歴を有する患者（標準治療を完遂した患者を除く）．

❸ 画像検査やIGRA，ツベルクリン反応検査により，潜在性結核が強く疑われる患者．

❹ 結核患者との濃厚接触歴を有する患者．

⑤ 年齢・病歴・合併症・胸部画像所見・副腎皮質ステロイド使用量・末梢血リンパ球数などから総合的にニューモシスチス肺炎の発症リスクが高いと判断される症例には，スルファメトキサゾール・トリメトプリム（ST合剤：1錠または1 g/日を連日，あるいは2錠または2 g/日を週3回）による化学予防を考慮する．ST合剤が使用できない場合には，ペンタミジンイセチオン酸塩吸入（予防については保険適用外），またはアトバコン内用懸濁液の使用を考慮する．

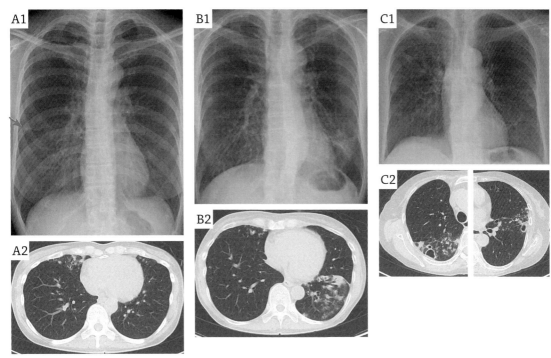

■図9　MTX治療中に合併した感染症③ 非結核性抗酸菌症

A）胸部単純X線検査で右中肺野の小粒状影（A1 ➡）を認めた．胸部CT検査では右中葉と左舌区に気管支拡張と小葉中心性結節影を認める（A2）．

B）胸部単純X線検査で右中下肺野の小粒状影と気管支拡張，左下肺野に淡い浸潤影を認める（B1）．胸部CT検査では右中葉と左下葉に気管支拡張と気管支壁肥厚，小結節影と浸潤影を認める（B2）．喀痰培養で*M. avium*陽性．

C）胸部単純X線検査で左中肺野の粒状影，右上～中肺野の気管支拡張と散在する粒状影を認める（C1）．胸部CT検査では右下葉背側の粒状影，空洞形成，左上葉の小葉中心性結節影，空洞形成を認める（C2）．喀痰検査*M. avium* PCR陽性．

（東海大学　鈴木康夫先生提供）

  ⑥ 症状および画像から非結核性抗酸菌症（図9）が疑われる場合には，喀痰検査，HRCT検査，抗MAC-GPL-core IgA抗体（キャピリア®MAC抗体ELISA）を測定し，必要に応じて呼吸器専門医などにコンサルトする．

  ⑦ 生ワクチン（水痘・帯状疱疹，風疹，流行性耳下腺炎などのワクチン）は，免疫抑制療法中は投与しない．なお，水痘・帯状疱疹については，遺伝子組み換えサブユニットワクチン（シングリックス®）が50歳以上で使用可能となっており，理論上は免疫不全患者でも接種できる．ただしRAを含めたリウマチ性疾患患者における有効性・安全性データは不足しているため，患者ごとのリスク・ベネフィットを勘案したうえで接種を検討する[31]．

第9章

4）発生時の対処方法

① ただちにMTXを中止し，専門医療機関に対応を依頼する．

② 病原体の同定を進め，適切な抗菌薬，抗真菌薬，抗ウイルス薬などによる治療を行う．必要に応じて，感染症専門医などにコンサルトする．

③ ニューモシスチス肺炎の治療にはST合剤を1回3～4錠（3～4 g），1日3回投与する（Ccr<30 mL/分の腎機能障害がある場合は半量を目安とする）．治療期間は2週間を目安にする．呼吸不全（室内気でPaO$_2$<70 Torr）の場合は高用量ステロイドを短期間併用する．ST合剤による副作用が発現した場合は，ペンタミジンイセチオン酸塩点滴静注，アトバコン内用懸濁液を考慮する．

5）新型コロナウイルス感染症（SARS-CoV-2感染症；COVID-19）

2019年12月に中国武漢から報告されたCOVID-19は，近代史上最大規模の感染症パンデミックとなり，現在（2023年1月）なお流行が続いている．本疾患の病態はベータコロナウイルスの1種であるSARS-CoV-2による気道感染症で，変異株ごとの臨床的特徴があるものの，しばしばウイルス性肺炎を起こす．基礎疾患のない若年者の多くは自然軽快するが，高齢者や基礎疾患を有する患者では重症化することがある．RAを含むリウマチ性疾患患者では感染リスクを上昇させるというエビデンスはないが，重症化リスク因子を複数有する患者が多いことから[32]，特に感染予防（密集・密閉・密接の回避，手指衛生，マスク着用）に留意する．MTX使用中の患者では，以下の点についても考慮する．

① 体調に変動がない限り，COVID-19流行時であってもMTX療法は継続し，RAのコントロールを維持する．

② SARS-CoV-2に感染した場合は，MTXは減量または投与の一時的延期を考慮する[32]．MTXによるCOVID-19重症化の報告はないが，免疫抑制薬がウイルス排泄の長期化につながる可能性や抗ウイルス薬との相互作用を考慮すべき場合も考えられる．RAの疾患活動性が安定していればMTXは減量または投与の一時的延期が可能である．

③ ワクチン（mRNAワクチン，アデノウイルスベクターワクチン，組み換えタンパクワクチンなど）接種は推奨される．リウマチ性疾患患者における副反応の発生は健常者と同等であり，少なくとも短期間ではリウマチ性疾患が悪化する

傾向は報告されていない．MTX使用中の接種では，免疫応答を減弱させる可能性なども勘案し，疾患活動性が許せば接種後1〜2週の休薬を考慮してもよい[32]．

5 消化管障害

推奨㉓

MTX投与にあたり，口内炎や嘔気などの消化管障害が生じうることを投与開始時に説明する．発生時には葉酸（フォリアミン®）の増量や制吐薬が有効である場合がある．

1）発現頻度

MTX投与による消化管障害には，口内炎，嘔気，嘔吐，下痢，腹痛などがある．発現頻度は10〜37％に及ぶとする報告もある[33]．MTXの消化管症状による中止理由としては口内炎2.2％，嘔気1.8％，下痢1.4％，その他（腹痛など）0.4％などがあげられる[9]．

2）危険因子

明らかなものは指摘されていない．

3）予防・早期発見対策

あらかじめ葉酸製剤を併用（**第4章p.54**）することにより消化管症状の発現が低下したとする報告がある[34]．プラセボを対照とした二重盲検試験のメタ解析では，葉酸製剤は嘔気や嘔吐，腹痛などの消化管障害を26％減弱させ[35]，MTXの中断はプラセボに比し71％少なかったと報告されている[36]．

4）発生時の対処方法

① 葉酸（フォリアミン®）や活性型葉酸（ホリナートカルシウム；ロイコボリン®）併用は二重盲検試験で消化管症状に有用であったとの報告[34]と，有用ではなかったとする報告[37]の両者があるものの，系統的レビューでは葉酸，活性型葉酸の

補充は消化管症状の発現を軽減すると結論されている[35, 36].

② カナダのRA治療ガイドラインでは，MTXの分割投与や皮下投与により，消化管障害の軽減が得られる可能性が示されている[38].

③ MTXの皮下注射製剤が2022年11月に承認された．海外のメタ解析で，嘔気や下痢の発現は経口投与より皮下注射で低かったと報告されている[39].

④ 日本人において，MTX投与時のアフタ性口内炎に対しイルソグラジンマレイン酸塩が有効（保険適用外）であることを示唆する報告がある[40].

⑤ MTX服用日のグラニセトロン塩酸塩の併用（保険適用外）がMTXの嘔気・嘔吐抑制に有用であったという報告がある[41]．嘔気・嘔吐の症状が強い場合は，MTX服用日にドンペリドン，メトクロプラミドの併用も試みてみる．

6 肝障害（HBV再活性化を含む）

推奨㉔

MTX投与開始前には慢性肝疾患に関連する生活習慣の聴取，肝機能検査（総ビリルビン，AST，ALT，ALP，γ-GTPなど），肝炎ウイルスのスクリーニング検査（HBs抗原，HBs抗体，HBc抗体，HCV抗体）を確実に実施し，経過中は定期的にモニタリングを行う．MTXによる肝機能障害の予防のうえからも全例で葉酸製剤の併用が推奨される．

1）発現頻度

MTXによる肝障害は，用量依存性に発現する主として肝細胞障害型の肝障害と，肝炎ウイルスに関連した肝障害に大別される．2021年12月31日までに報告されたMTXとの因果関係を否定できない851例の死亡症例のうち，29例（3.4％）が重篤な肝障害による死亡で，そのうちB型肝炎・劇症B型肝炎9例，劇症肝炎7例，肝障害3例であった[2].

慢性肝疾患のある患者はMTXの投与禁忌に該当するため，投与前の肝機能評価および肝炎ウイルスのスクリーニングは必須である（**第5章 p.60**）．イギリスの調査では，アルコール多飲（21単位/週を超える）習慣を有する患者で，経過中の

肝機能異常の出現率が高まるとの報告があり[42]，飲酒習慣の聴取や把握が望ましい．一方，アルコールや薬剤などの特殊な原因がなく，主にメタボリックシンドロームに関連する諸因子とともに肝臓に起こる脂肪沈着（non-alcoholic fatty liver disease：NAFLD，非アルコール性脂肪性肝疾患）の一部（non-alcoholic steato-hepatitis：NASH，非アルコール性脂肪肝炎）が肝硬変や肝がんへ進展することが注目されている[43]．MTX投与中の肝障害ではNAFLDも起こりうること[44]，MTX投与前の肝機能が正常で投与中にも異常値を認めない患者であっても，NAFLDの進行が起こりうることも報告されている[45]．

MTX単剤投与時の長期安全性に関するメタ解析（患者数3,808人，平均投与量10.5 mg/週，平均観察期間55.8カ月）ではASTまたはALTが上昇する患者の割合は20.2％で，基準値上限の2～3倍および3倍を超えるASTまたはALTの上昇はそれぞれ12.9％および3.7％に認められた[25]．MTX投与下の肝線維化に関するメタ解析では334名のRA患者（平均投与量9.3 mg/週，平均観察期間55カ月）のうち，中等度以上の肝線維化または肝硬変が2.7％で観察された[46]．ただし，MTX開始時に肝生検を施行し，肝機能障害のある患者を除外した2件の前向き研究に限ると，4年間のMTX治療後に重症肝硬変を発症した症例は1例も認めなかった[47, 48]．

一方，近年のMTX投与中のRA患者を追跡した研究において，肝生検でNASHや肝の線維化が診断された症例も報告されている[44, 45, 49]．その頻度は高くはないが，MTX投与中の肝機能のモニタリングについては，血清トランスアミナーゼ値以外にも生活習慣への注目や多様な指標の導入も考慮すべき状況にある．

肝生検によらず肝線維化を評価する手法として日常診療でルーチンに行う臨床検査項目から算出可能な評価指標[43, 49]や，肝線維化や脂肪沈着を評価できる画像診断として，超音波やMRIを用いた肝エラストグラフィー（FibroScan® など）が導入されており，MTX投与中のRA患者においても有用性が報告されている[43, 44]．肝生検に比してほとんど侵襲がなく，反復実施も可能であることから，必要に応じて消化器内科専門医へ相談のうえで診断や経過観察に利用することも検討する．

2）危険因子[2]

① 慢性ウイルス性肝炎
② 肝炎ウイルスキャリア

第9章

③ その他の慢性肝疾患（脂肪肝を含む）

3）予防・早期発見対策

MTX投与中はAST，ALT，ALP，アルブミンなどを継続的にモニタリングする（第6章p.65）．肝障害に関する危険因子を有する患者では，慢性の肝線維化や脂肪沈着を反映する指標もモニタリングすることを考慮する．

A. 肝炎ウイルスキャリア・既往感染患者に対する対策

① B型肝炎ウイルス（HBV）キャリアのRA患者ではMTX投与中あるいは投与中止後の再活性化・劇症肝炎が報告されており，MTXの投与を極力回避する．やむをえず投与する場合には，消化器内科専門医の管理のもと，核酸アナログ（エンテカビル水和物など）の予防投与を併用し，慎重にモニタリングする[50, 51]．

② HBV既往感染（HBs抗原陰性，HBc抗体またはHBs抗体陽性）のRA患者でMTX投与中の再活性化が報告されている[52]．既往感染者に投与する場合には，慎重にモニタリングする[50, 51]．

③ C型肝炎ウイルス（HCV）キャリアのRA患者では，抗ウイルス薬治療に関してまず消化器内科専門医などへの相談を考慮する．これらの患者ではウイルス性肝炎が増悪する可能性が否定できないため，リスク・ベネフィットバランスを慎重に検討する．

B. 用量依存性肝障害に対する対策

用量依存性肝障害の予防のうえからも全例で葉酸製剤の併用が推奨される[53]（第4章p.54）．

C. NAFLD・NASHに対する対策

患者ごとの生活習慣病の合併やリスクを評価する．リスクが高い患者や経過中に肝機能の変化があった場合には肝エラストグラフィーなどの画像検査や消化器内科専門医への相談を検討する．

4）発生時の対処方法

A. 肝炎ウイルスキャリア・既往感染患者における肝障害

肝炎ウイルスキャリア・既往感染患者に，肝障害が発現した場合には，MTX中止の可否も含めて，ただちに消化器内科専門医にコンサルトする．MTX中止に伴

うB型ウイルス性肝炎の劇症化が報告されている[50, 51].

B. 肝炎ウイルス非感染患者における肝障害

① 肝炎ウイルス非感染患者で，MTX投与中のASTまたはALTが基準値上限の3倍以内に上昇した場合には，MTX投与量を調整する，あるいは葉酸製剤の増量を考慮する[53].

② 肝炎ウイルス非感染患者で，MTX投与中のASTまたはALTが基準値上限の3倍を超えて増加した場合には，MTXを一時中止もしくは減量し，葉酸製剤の増量を行う.

③ 上記によっても肝機能が改善しない場合には，NAFLDなどの肝機能障害の他の原因を検索するとともに，消化器内科専門医へのコンサルトを考慮する[50, 51].

7 リンパ増殖性疾患（LPD）

推奨㉕

MTX投与中にリンパ増殖性疾患（LPD）を疑う症状，徴候，検査異常を認めた場合は，MTXおよび併用している免疫抑制薬をただちに中止する．RA患者において免疫抑制薬治療中に発生するLPD（OIIA-LPD）は節外病変が高頻度であるため，軟部組織腫瘤・難治性口内炎などについても，必要に応じて血液内科や関連診療科にコンサルトする．OIIA-LPD後のRA治療は，免疫抑制薬を極力避け，MTXの再開は原則行わない．

1）発現頻度と疾患の特徴

A. 発現頻度

リンパ増殖性疾患（lymphoproliferative disorders：LPD）とは，リンパ球が過剰に増生した状態で，単一の腫瘍を指すものではなく，自然消退する良性のリンパ球増殖から真の悪性リンパ腫まで含んだ概念である.

RA患者では，一般人口に比して約2〜6倍悪性リンパ腫の標準化罹患比（standard incidence ratio：SIR）や相対危険率が高い[54-57].「リウマトレックス®適正使用情報Vol. 28」[2]によれば，MTX使用中の死因のうち24.2％が新生物で，その

第9章

大多数が悪性リンパ腫であることからMTX使用中はLPDの発現に常に注意を払う必要がある.

B. 疾患の特徴

　自己免疫疾患に対して免疫抑制薬で治療を受けている患者に発生するリンパ系組織増殖やリンパ腫は,「造血器とリンパ系組織腫瘍のWHO分類（2017）」では「他の医原性免疫不全症関連リンパ増殖性疾患（other iatrogenic immunodeficiency-associated LPD：OIIA-LPD）」というカテゴリーに分類されている[58]. 特にMTX治療中の特徴的な病態の1つとして, 局所におけるEpstein Barrウイルス（EBV）の再活性化により生じ, 自然消退率の高いEBV陽性粘膜皮膚潰瘍（EBV-positive mucocutaneous ulcer：EBVMCU）がある[59].

　最近本邦の多施設でRAの経過中にLPDを発症した患者コホートが構築され, 232例の症例が集積された（年齢中央値67歳, 女性77.1％, MTX使用率94.8％）[60]. 発熱や寝汗, 体重減少などのいわゆるB症状は25.6％に認められ, 節外病変が認められた症例は51.9％, また節外病変のみの症例は全体の22.9％であった. 節外病変としては, 肺, 口腔内・咽頭, 消化管, 皮膚の順に多く, 病理組織学的にはびまん性大細胞型B細胞リンパ腫（diffuse large B cell lymphoma：DLBCL, 40.5％）が最も多かった.

2）危険因子

　本邦のRA-LPDに関する大規模調査[61]では, 9,815名がエントリーされたが, 63歳（中央値）の患者を7年（中央値）経過観察したところ68例（0.7％）でLPDが発症し, その危険因子として高齢とMTXの使用が抽出された. またMTXを使用していない症例を対照とした場合, LPD発症のハザード比がMTX 8 mg/週以下でも2.35と高く, MTX 8 mg/週超で4.39とさらに高いことが示唆された[61]. 一方で, RAにおけるリンパ腫の発生には, 遺伝的背景, RAに伴う慢性炎症や免疫異常, 治療薬による免疫抑制などさまざまな因子が関与していると考えられる[62]. 海外からの報告では約400例のRA患者にみられた悪性リンパ腫の検討において, MTXを含む治療薬や治療期間とは関連なく, 累積疾患活動性と関連したと報告されている[63]. 本邦からの報告でも, 疾患活動性をそろえたうえでLPDが発生しなかったRA患者を対照とした解析で, MTX量は危険因子として抽出されなかった

とされており[64]，MTX量とLPD発症との関連に関しては明確な結論には至っていない．少なくとも，LPDを予防する目的で，疾患活動性が十分制御できていないにもかかわらず，MTXを減量することは得策ではないと考えられる．遺伝的な素因に関しても研究があるが，危険因子としての結論は出ていない．また本邦の研究ではRA患者の悪性リンパ腫の危険因子としてタクロリムス使用が抽出されていることも留意すべきである[55]．生物学的製剤の使用は危険因子として抽出されていない[61, 65]．

　いったん自然消退したLPDが再発する危険因子として，可用性IL-2レセプター高値（＞2,000 IU/L）と古典的ホジキンリンパ腫（classic Hodgkin lymphoma：CHL）であることが抽出されている[66]．

3）予防・早期発見対策

　本邦のRA-LPDに関する大規模調査では，MTX開始からLPDの発現までの期間は45〜112カ月であり，中央値は76カ月であった[61]．したがって，長期使用例に多いといえるが，必ずしも好発時期は明確でない．MTX使用中に，原因不明の発熱，寝汗，体重減少，リンパ節腫大，皮下腫瘤，持続性・難治性咽頭痛，肝脾腫，白血球分画の異常（リンパ球減少），貧血・血小板減少，高LDH血症などを認めた場合，またRAの活動性が落ちついている（腫脹・圧痛関節数が少ない）にもかかわらずCRPが高値の場合にはLPDを鑑別する．MTX治療中に発生するLPDではリンパ節外が原発であることも多く，皮膚病変，咽頭・扁桃病変，軟部組織腫大，異常肺陰影の出現などにも注意する[59]（図10）．患者には頸部や腋窩などにリンパ節の腫脹を見つけた際に，すぐ受診するようあらかじめ説明しておくことも大切である．

4）発生時の対処方法

　LPDが疑われた場合には，MTXと併用している生物学的製剤や免疫抑制薬を中止し，感染症（特に結核），悪性腫瘍などの鑑別とともに，LPDの確定診断のための検査と全身検索を考慮する．LPDが疑われる部位により皮膚科，耳鼻咽喉科，血液内科などの各専門医にコンサルトする．

　症例により消退速度は異なるが，MTX中止後2〜4週で約90％の症例で消退が

第9章

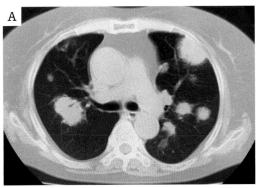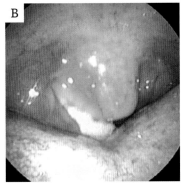

■図10　MTX治療中に発生した医原性免疫不全関連リンパ増殖性疾患の節外病変

A）両側肺野に大小さまざまな均等影が多発している．MTX使用中に多発性の陰影が出現し，入院して感染症などの精査を行ったが有意な病原体は検出されず，MTX中止のみで改善した．肺生検は実施していない（和歌山県立医科大学 藤井隆夫先生提供）．

B）下咽頭の潰瘍性病変と周囲の発赤．持続する咽頭痛で耳鼻咽喉科に通院していた症例．生検組織の病理診断はDLBCL．MTX中止により自然消退した（東海大学 鈴木康夫先生提供）．

認められる[67]．したがって，MTX中止後4週までに明らかな消退傾向がなければ，生検を含め血液内科や関連する診療科にコンサルトする．またMTX中止後も増大傾向が認められたり，B症状の改善がない場合は，2～4週間待つことなく早期に生検を含む対応をすべきである．

5）MTX中止後の自然消退について

OIIA-LPDのリンパ節・リンパ節外病変とも，MTXや免疫抑制薬の中止により自然消退する例が多く報告されている．本邦のMTX投与を受けているRA-LPD 216例を集計した報告[67]では，144例（67％）でMTX中止24週後までに自然消退が確認された．「リウマトレックス®適正使用情報Vol. 28」によるとLPD発症後MTX投与中止のみで経過観察し得た症例が73.3％と最も多かったが，DLBCLでは37.6％で，CHLでは40.0％で化学療法が施行されていた[2]．

なお，自然消退例ではMTX中止後に末梢血リンパ球数が上昇する症例が多いことが報告されている[67-69]．しかし，どれくらいの上昇であれば自然消退が期待できるかは不明で今後の検討が必要である．また，診断後に十分な経過観察なく化学療法が開始された症例が含まれている可能性があるが，組織型がDLBCLの場合は自然消退しにくい可能性がある[70]．

6）LPD消退後のRA治療

また，LPD消退後のRA治療は，免疫抑制薬を極力避け，MTXの再開は再発の
リスクを考慮し原則行わない．その後の抗リウマチ治療に関し，生物学的製剤の
使用は再発のリスクとならない可能性が高い[70]．またLPD発症後の治療として，
TNF阻害薬と非TNF阻害薬とで継続率の違いは認められなかったが，DLBCL患
者に限りトシリズマブの継続率がTNF阻害薬よりも優れていた[70]．

本章で取り上げたMTXによる主な副作用の危険因子，予防・早期発見対策，発
生時の対処法を表18にまとめる．

8　薬物相互作用

推奨㉖

MTXとの相互作用が知られている薬物の併用時には副作用の発現・増強
に留意する．副作用発現時には必要に応じてMTXまたは併用薬の投与量
の調整を考慮する．

MTXの主な薬物相互作用のうち特に留意すべき相互作用を以下に示す．
※特に参考文献番号を提示していない薬物については，すべて参考文献71，72，ならびに
MTXの添付文書を参考に記載した．

1）MTXの副作用を増強する可能性がある薬物相互作用とその機序

A. アスピリン，NSAIDs
機序：腎におけるプロスタグランジン合成阻害による腎血流量低下，ナトリウ
ムおよび水分貯留傾向により，MTXの腎からの排泄が遅延し，MTXの
血中濃度を上昇させる．

B. スルホンアミド系薬剤，テトラサイクリン，クロラムフェニコール，フェニトイン，バルビツール酸誘導体
機序：これらの薬剤が血漿蛋白と結合し，MTXを血漿蛋白から競合的に置換遊
離させ，MTXの血中濃度を上昇させる．

■表18　MTXによる主な副作用の危険因子・予防対策・発生時の対処法

危険因子・誘因	予防対策	発生時の対処法
骨髄障害（p.82）		
●腎機能障害 ●高齢 ●葉酸欠乏 ●多数薬剤（5剤以上）の併用 ●低アルブミン血症 ●脱水（発熱，摂食不良，嘔吐・下痢，熱中症）	① 過量投与，誤服用防止のため，薬剤師と連携 ② 高度腎機能障害患者（GFR<30 mL/分/1.73m²），透析患者に対しては投与しない ③ 高齢者，中等度腎障害患者（GFR<60 mL/分/1.73m²），薬剤性骨髄障害の既往を有する患者には慎重に投与 ④ 口内炎の悪化，白血球分画，MCV，腎機能をモニタリング	① MTXをただちに中止．専門医療機関に紹介 ② 頻回の末梢血検査で，骨髄の回復を確認 ③ 重症な場合（大球性貧血<8 g/dL，白血球<1,500/mm³，血小板<50,000/mm³）では，活性型葉酸であるロイコボリン®レスキューと十分な輸液を行う
間質性肺疾患（MTX肺炎）（p.84）		
●既存のRAに伴う肺病変 ●高齢 ●糖尿病 ●低アルブミン血症 ●過去のDMARDs使用歴 ※危険因子がない症例での発生も少なくない	早期発見対策として 患者にMTX肺炎の初期症状を説明し，症状が急性あるいは亜急性に出現した場合には，MTXを中止し，医療機関へ連絡と可及的すみやかな受診をするように指示	① MTXをただちに中止．専門医療機関に紹介し，MTX肺炎，呼吸器感染症，RAに伴う肺病変を鑑別 ② 必要に応じ呼吸器専門医にコンサルト ③ 鑑別のために聴診，SpO_2，胸部単純X線検査，胸部CT検査（HRCTが望ましい），β-D-グルカンなどの検査を行う ④ 副腎皮質ステロイドを含む各病態に対する治療を早急に検討し開始する
感染症（p.89）		
●高齢 ●既存肺疾患 ●関節外症状 ●糖尿病 ●副腎皮質ステロイド使用 ●過去3年以内の重篤な感染症の既往 ●腎機能障害 ●骨髄障害 ●日和見感染症の既往 ●慢性感染症の合併	① 合併感染症の治療を先行させ，治癒を確認 ② 肺炎球菌ワクチン（65歳以上）を積極的に実施 ③ インフルエンザワクチン接種を積極的に実施 ④ 結核再燃リスクが高い症例には，適切な抗結核薬による潜在性結核の先行治療を考慮 ⑤ ニューモシスチス肺炎発症リスクが高い症例には，ST合剤による化学予防を考慮．ST合剤が使用できない症例では，ペンタミジンイセチオン酸塩吸入，またはアトバコン内用懸濁液の使用を考慮 ⑥ 症状・画像から非結核性抗酸菌症が疑われる場合，喀痰検査，HRCT検査，抗MAC-GPL IgA抗体を測定し，必要に応じて呼吸器専門医などにコンサルト	① ただちにMTXを中止．専門医療機関に紹介 ② 病原体の同定を進め，適切な抗菌薬，抗真菌薬，抗ウイルス薬などにより治療．必要に応じて，感染症専門医などにコンサルト
消化管障害（p.95）		
●明らかな危険因子はない	葉酸製剤をMTX投与開始時から併用	① 葉酸（フォリアミン®）の増量を検討 ② MTXの単回投与から朝夕分割投与を検討 ③ MTXの皮下注射製剤への変更を検討

（表18続き）

危険因子・誘因	予防対策	発生時の対処法
肝障害（HBV再活性化を含む）（p.96）		
●慢性ウイルス性肝炎 ●肝炎ウイルスキャリア ●その他の慢性肝疾患（脂肪肝含む）	① MTX投与中はAST，ALT，ALP，アルブミンなどを継続的にモニタリング ② 肝炎ウイルスキャリア・既往感染のRA患者に対する対策 　a）HBVキャリア：MTX投与を極力回避．やむを得ず投与する場合は，消化器内科専門医の管理のもと，抗ウイルス薬の予防投与を併用し，慎重にモニタリング 　b）HBV既往感染（HBs抗原陰性，HBc抗体またはHBs抗体陽性）：MTX投与中の再活性化が報告されているので慎重にモニタリング 　c）HCVキャリア：抗ウイルス薬治療に関して，まず消化器内科専門医などへ相談を考慮．ウイルス性肝炎増悪の可能性が否定できないため，リスク・ベネフィットバランスを慎重に検討 ③ 用量依存性肝障害に対する対策：葉酸製剤の併用を推奨 ④ NAFLD・NASHのリスクを評価し，高リスク患者では経過に応じて消化器内科専門医への相談を検討	① 肝炎ウイルスキャリア・既往感染のRA患者における肝障害：MTX中止の可否も含めて，ただちに消化器内科専門医にコンサルト ② 肝炎ウイルス非感染患者における肝障害： 　a）MTX投与中のASTまたはALTが基準値上限の3倍以内に上昇した場合：MTX投与量を調整，あるいは葉酸製剤の増量を考慮 　b）ASTまたはALTが基準値上限の3倍を超えて増加した場合：MTXを一時中止もしくは減量するか，葉酸製剤の増量を行う 　c）肝機能が改善しない場合：肝機能障害の他の原因を検索するとともに，専門医へのコンサルトを考慮
リンパ増殖性疾患（LPD）（p.99）		
●高齢 ●RA患者に発生するLPDの危険因子は明らかではない	早期発見対策として ① 好発時期はない．MTX使用中，原因不明の発熱，寝汗，体重減少，リンパ節腫大，皮下腫瘤，持続性・難治性咽頭痛，肝脾腫，白血球分画の異常（リンパ球減少），貧血・血小板減少，高LDH血症およびRA増悪のないCRP上昇などを認めた場合はLPDを鑑別 ② リンパ節外が原発であることも多い．皮膚病変，咽頭・扁桃病変，軟部組織腫大，異常肺陰影の出現などにも注意 ③ 患者に，頸部や腋窩などにリンパ節の腫脹を見つけた際には，すぐ受診するようあらかじめ説明しておく	① LPDが疑われた場合には，MTXと併用している生物学的製剤や免疫抑制薬を中止 ② LPDが疑われる部位により皮膚科，耳鼻咽喉科，血液内科などの関連診療科にコンサルト ③ 半数以上の症例では薬剤中止のみで軽快するが，免疫抑制療法中止のみでは消退しない場合（リンパ球数の減少が改善しないことが多い）には，生検を積極的に考慮．リンパ腫と診断された場合には化学療法などを考慮 ④ LPD消退後のRA治療は，免疫抑制薬を極力避け，MTXの再開は再発のリスクを考慮し原則行わない

※MTXとの相互作用が知られている薬物（p.103）の併用時には，副作用の発現・増強に注意

第9章

C. ST合剤

　　ニューモシスチス肺炎に対する予防投与量（バクタ®1錠/日を連日をまたは2錠/日を週3日）であれば一般的に相互作用を考慮する必要はない．ただし，治療量のST合剤とMTXの併用は骨髄抑制の報告[73]があり，避けるべきである．

　　　機序：両薬剤の葉酸代謝阻害作用が協力的に作用する．なお，トリメトプリムはenzymatic kinetic法によるMTX血中濃度測定に影響を及ぼす[74]．

D. ペニシリン系抗菌薬[75]・プロベネシド[76]

　　　機序：腎からのMTXの排泄を競合的に阻害する．

E. シプロフロキサシン

　　　機序：MTXの腎尿細管からの排泄が阻害され，副作用が増強されることがある．

F. レフルノミド

　　　機序：併用により骨髄抑制などの副作用が増強される[77]．

G. プロトンポンプ阻害薬

　　　機序：機序は不明だがMTXの血中濃度が上昇し，副作用が増強されることがある．

H. ポルフィマーナトリウム

　　　機序：ポルフィマーナトリウムは光感受性を高めるので，MTXによる光線過敏症を増強する可能性がある．

I. アルコール

　　　機序：MTXの肝毒性（肝硬変，肝線維症のリスク）を増強する．

J. 生ワクチン

　　　機序：生ワクチンによる全身性感染症を発症することがあり，接種を避けることが望ましい．

2）MTXの作用を減弱させる可能性がある薬物相互作用

◆葉酸

　　　機序：MTXの葉酸代謝阻害作用に拮抗する．

References

1）医療事故の再発防止に向けた提言 第15号，「薬剤の誤投与に係る死亡事例の分析」，医療事故調査・支援センター（日本医療安全調査機構），2022年1月

2）「リウマトレックス® 適正使用情報 Vol.28 - 重篤な副作用および死亡症例の発現状況 -, - 特定使用成績調査の最終報告 -」，ファイザー株式会社，2022年7月

3）大曾根康夫，他：慢性関節リウマチにおけるメトトレキサート療法の副作用．特に汎血球減少症と間質性肺炎例の背景因子に関する検討．リウマチ，37：16-23，1997

4）Buchbinder R, et al：Methotrexate therapy in rheumatoid arthritis: a life table review of 587 patients treated in community practice. J Rheumatol, 20：639-644, 1993

5）Gutierrez-Ureña S, et al：Pancytopenia secondary to methotrexate therapy in rheumatoid arthritis. Arthritis Rheum, 39：272-276, 1996

6）Kuitunen T, et al：Pancytopenia induced by low-dose methotrexate. A study of the cases reported to the Finnish Adverse Drug Reaction Register From 1991 to 1999. Scand J Rheumatol, 34：238-241, 2005

7）Lim AY, et al：Methotrexate-induced pancytopenia: serious and under-reported? Our experience of 25 cases in 5 years. Rheumatology (Oxford), 44：1051-1055, 2005

8）Weinblatt ME & Fraser P：Elevated mean corpuscular volume as a predictor of hematologic toxicity due to methotrexate therapy. Arthritis Rheum, 32：1592-1596, 1989

9）Kinder AJ, et al：The treatment of inflammatory arthritis with methotrexate in clinical practice: treatment duration and incidence of adverse drug reactions. Rheumatology (Oxford), 44：61-66, 2005

10）Saravanan V & Kelly CA：Reducing the risk of methotrexate pneumonitis in rheumatoid arthritis. Rheumatology (Oxford), 43：143-147, 2004

11）Imokawa S, et al：Methotrexate pneumonitis: review of the literature and histopathological findings in nine patients. Eur Respir J, 15：373-381, 2000

12）Tokuda H, et al：Clinical and radiological features of Pneumocystis pneumonia in patients with rheumatoid arthritis, in comparison with methotrexate pneumonitis and Pneumocystis pneumonia in acquired immunodeficiency syndrome: a multicenter study. Intern Med, 47：915-923, 2008

13）「リウマトレックス® 適正使用情報 Vol.21 - 重篤な副作用および死亡症例の発現状況 -, - 特定使用成績調査の最終報告 -」，ファイザー株式会社，2015年6月

14）Inokuma S, et al：Methotrexate-induced lung injury in patients with rheumatoid arthritis occurs with peripheral blood lymphocyte count decrease. Ann Rheum Dis, 65：1113-1114, 2006

15）Alarcón GS, et al：Risk factors for methotrexate-induced lung injury in patients with rheumatoid arthritis. A multicenter, case-control study. Methotrexate-Lung Study Group. Ann Intern Med, 127：356-364, 1997

16）Bartram SA：Experience with methotrexate-associated pneumonitis in northeastern England: comment on the article by Kremer et al. Arthritis Rheum, 41：1327-1328, 1998

17）Sparks JA, et al：Rheumatoid Arthritis Disease Activity Predicting Incident Clinically Apparent Rheumatoid Arthritis-Associated Interstitial Lung Disease: A Prospective Cohort Study. Arthritis Rheumatol, 71：1472-1482, 2019

18）Juge PA, et al：Methotrexate and rheumatoid arthritis associated interstitial lung disease. Eur Respir J, 57：2000337, 2021

19）Kawashiri SY, et al：A fatal case of acute exacerbation of interstitial lung disease in a patient with rheumatoid arthritis during treatment with tocilizumab. Rheumatol Int, 32：4023-4026, 2012

20）Roubille C & Haraoui B：Interstitial lung diseases induced or exacerbated by DMARDS and biologic agents in rheumatoid arthritis: a systematic literature review. Semin Arthritis Rheum, 43：613-626, 2014

21）Fraenkel L, et al：2021 American College of Rheumatology Guideline for the Treatment of Rheumatoid Arthritis. Arthritis Care Res (Hoboken), 73：924-939, 2021

第9章

22) Ohosone Y, et al：Clinical characteristics of patients with rheumatoid arthritis and methotrexate induced pneumonitis. J Rheumatol, 24：2299-2303, 1997

23) Koike R, et al：Update on the Japanese guidelines for the use of infliximab and etanercept in rheumatoid arthritis. Mod Rheumatol, 17：451-458, 2007

24) 「薬剤性肺障害の診断・治療の手引き 第2版 2018」（日本呼吸器学会 薬剤性肺障害の診断・治療の手引き第2版作成委員会/編），メディカルレビュー社，2018

25) Salliot C & van der Heijde D：Long-term safety of methotrexate monotherapy in patients with rheumatoid arthritis: a systematic literature research. Ann Rheum Dis, 68：1100-1104, 2009

26) 厚生労働省医薬・生活衛生局：医薬品・医療機器等安全性情報 No. 396，2022
https://www.mhlw.go.jp/content/11120000/001010376.pdf

27) Suzuki Y, et al：Safety and effectiveness of high-dose methotrexate（over 8mg/week）in 2838 Japanese patients with rheumatoid arthritis: a postmarketing surveillance report. Mod Rheumatol, 30：24-35, 2020

28) Nakajima A, et al：Incidence of herpes zoster in Japanese patients with rheumatoid arthritis from 2005 to 2010. Mod Rheumatol, 25：558-561, 2015

29) Doran MF, et al：Predictors of infection in rheumatoid arthritis. Arthritis Rheum, 46：2294-2300, 2002

30) Crowson CS, et al：Development and validation of a risk score for serious infection in patients with rheumatoid arthritis. Arthritis Rheum, 64：2847-2855, 2012

31) 日本リウマチ学会：組換えサブユニット帯状疱疹ワクチン（シングリックス®）のリウマチ性疾患患者における使用について，2020　https://www.ryumachi-jp.com/publish/guide/

32) 日本リウマチ学会：新型コロナウイルス（COVID-19）・ワクチンについて（医師向け情報），2022　https://www.ryumachi-jp.com/information/medical/covid-19/

33) Hoekstra M, et al：Factors associated with toxicity, final dose, and efficacy of methotrexate in patients with rheumatoid arthritis. Ann Rheum Dis, 62：423-426, 2003

34) Morgan SL, et al：Supplementation with folic acid during methotrexate therapy for rheumatoid arthritis. A double-blind, placebo-controlled trial. Ann Intern Med, 121：833-841, 1994

35) Shea B, et al：Folic acid and folinic acid for reducing side effects in patients receiving methotrexate for rheumatoid arthritis. J Rheumatol, 41：1049-1060, 2014

36) Liu L, et al：Folate Supplementation for Methotrexate Therapy in Patients With Rheumatoid Arthritis: A Systematic Review. J Clin Rheumatol, 25：197-202, 2019

37) van Ede AE, et al：Effect of folic or folinic acid supplementation on the toxicity and efficacy of methotrexate in rheumatoid arthritis: a forty-eight week, multicenter, randomized, double-blind, placebo-controlled study. Arthritis Rheum, 44：1515-1524, 2001

38) Katchamart W, et al：Canadian recommendations for use of methotrexate in patients with rheumatoid arthritis. J Rheumatol, 37：1422-1430, 2010

39) Li D, et al：Subcutaneous administration of methotrexate at high doses makes a better performance in the treatment of rheumatoid arthritis compared with oral administration of methotrexate: A systematic review and meta-analysis. Semin Arthritis Rheum, 45：656-662, 2016

40) Yoshida T & Hirakata M：Therapeutic benefits of irsogladine maleate on aphthous stomatitis induced by methotrexate in rheumatoid arthritis. J Rheumatol, 30：2082-2083, 2003

41) Devlin J, et al：Granisetron（Kytril）suppresses methotrexate-induced nausea and vomiting among patients with inflammatory arthritis and is superior to prochlorperazine（Stemetil）. Rheumatology（Oxford）, 38：280-282, 1999

42) Humphreys JH, et al：Quantifying the hepatotoxic risk of alcohol consumption in patients with rheumatoid arthritis taking methotrexate. Ann Rheum Dis, 76：1509-1514, 2017

43) 「NAFLD/NASH診療ガイドライン2020（改訂第2版）」（日本消化器病学会，日本肝臓学会編），2020年11月

44) Mori S, et al：Non-alcoholic steatohepatitis-like pattern in liver biopsy of rheumatoid arthritis patients with persistent transaminitis during low-dose methotrexate treatment. PLoS One, 13： e0203084, 2018

45) Bafna P, et al：Prevalence of liver fibrosis by Fibroscan in patients on long-term methotrexate therapy for rheumatoid arthritis. Clin Rheumatol, 40：3605-3613, 2021

46) Whiting-O'Keefe QE, et al：Methotrexate and histologic hepatic abnormalities: a meta-analysis. Am J Med, 90：711-716, 1991

47) Kremer JM & Lee JK：The safety and efficacy of the use of methotrexate in long-term therapy for rheumatoid arthritis. Arthritis Rheum, 29：822-831, 1986

48) Tishler M, et al：A prospective analysis of liver biopsies in rheumatoid arthritis patients receiving long term methotrexate therapy. Rheumatol Int, 12：39-41, 1992

49) Miyata M, et al：Validation of the fibrosis-4（FIB-4）index in the diagnosis of liver disease of rheumatoid arthritis patients treated with methotrexate. Mod Rheumatol, 29：936-942, 2019

50) 日本リウマチ学会：免疫抑制・化学療法により発症するB型肝炎ウイルス対策ガイドライン（改訂版），2011年9月　https://www.ryumachi-jp.com/info/news110926_gl.pdf

51)「B型肝炎治療ガイドライン（第4版）」（日本肝臓学会肝炎診療ガイドライン作成委員会/編），2022年6月

52) Watanabe K, et al：Reactivation of hepatitis B virus in a hepatitis B surface antigen-negative patient with rheumatoid arthritis treated with methotrexate. Mod Rheumatol, 22：470-473, 2012

53) Visser K, et al：Multinational evidence-based recommendations for the use of methotrexate in rheumatic disorders with a focus on rheumatoid arthritis: integrating systematic literature research and expert opinion of a broad international panel of rheumatologists in the 3E Initiative. Ann Rheum Dis, 68：1086-1093, 2009

54) Kaiser R：Incidence of lymphoma in patients with rheumatoid arthritis: a systematic review of the literature. Clin Lymphoma Myeloma, 8：87-93, 2008

55) Hashimoto A, et al：Incidence of malignancy and the risk of lymphoma in Japanese patients with rheumatoid arthritis compared to the general population. J Rheumatol, 42：564-571, 2015

56) Yamada T, et al：Incidence of malignancy in Japanese patients with rheumatoid arthritis. Rheumatol Int, 31：1487-1492, 2011

57) Simon TA, et al：Incidence of malignancy in adult patients with rheumatoid arthritis: a meta-analysis. Arthritis Res Ther, 17：212, 2015

58) Gaulard P, et al ： International Agency for Research on Cancer：Other iatrogenic immunodeficiency-associated lymphoproliferative disorders.「WHO Classification of Tumours of Haematopoietic and Lymphoid Tissues」（Swerdlow SH, et al, eds），pp462-464, Lyon, WHO PRESS, 2017

59) Yamakawa N, et al：A clinical, pathological, and genetic characterization of methotrexate-associated lymphoproliferative disorders. J Rheumatol, 41：293-299, 2014

60) Takada H, et al：Clinicopathological characteristics of lymphoproliferative disorders in 232 patients with rheumatoid arthritis in Japan: A retrospective, multicenter, descriptive study. Mod Rheumatol, 32：32-40, 2022

61) Honda S, et al：Association of methotrexate use and lymphoproliferative disorder in patients with rheumatoid arthritis: Results from a Japanese multi-institutional retrospective study. Mod Rheumatol, 32：16-23, 2022

62) Harigai M：Lymphoproliferative disorders in patients with rheumatoid arthritis in the era of widespread use of methotrexate: A review of the literature and current perspective. Mod Rheumatol, 28：1-8, 2018

63) Baecklund E, et al：Association of chronic inflammation, not its treatment, with increased lymphoma risk in rheumatoid arthritis. Arthritis Rheum, 54：692-701, 2006

第9章

64）Shimizu Y, et al：Characteristics and risk factors of lymphoproliferative disorders among patients with rheumatoid arthritis concurrently treated with methotrexate: a nested case-control study of the IORRA cohort. Clin Rheumatol, 36：1237-1245, 2017

65）Harigai M, et al：Risk for malignancy in rheumatoid arthritis patients treated with biological disease-modifying antirheumatic drugs compared to the general population: A nationwide cohort study in Japan. Mod Rheumatol, 26：642-650, 2016

66）Saito R, et al：Overall survival and post-spontaneous regression relapse-free survival of patients with lymphoproliferative disorders associated with rheumatoid arthritis: a multi-center retrospective cohort study. Mod Rheumatol, 32：50-58, 2022

67）Kuramoto N, et al：Characteristics of rheumatoid arthritis with immunodeficiency-associated lymphoproliferative disorders to regress spontaneously by the withdrawal of methotrexate and their clinical course: A retrospective, multicenter, case-control study. Mod Rheumatol, 32：24-31, 2022

68）Saito S, et al：Distinct patterns of lymphocyte count transition in lymphoproliferative disorder in patients with rheumatoid arthritis treated with methotrexate. Rheumatology (Oxford), 56：940-946, 2017

69）Tokuhira M, et al：The clinical impact of absolute lymphocyte count in peripheral blood among patients with methotrexate‒associated lymphoproliferative disorders. J Clin Exp Hematop, 60：41-50, 2020

70）Nakano K, et al：Treatment of rheumatoid arthritis after regression of lymphoproliferative disorders in patients treated with methotrexate: a retrospective, multi-center descriptive study. Mod Rheumatol, 32：41-49, 2022

71）「ストックリー医薬品相互作用ポケットガイド 第2版」（Baxter K/編，澤田康文/監訳），日経BP社，2011

72）「リウマトレックス®カプセル 2 mg インタビューフォーム 第22版」．ファイザー株式会社，2021年4月改訂

73）Yamazaki H, et al：Methotrexate and trimethoprim-sulfamethoxazole for Pneumocystis pneumonia prophylaxis. J Rheumatol, 38：777; author reply 778, 2011

74）下園拓郎，他：メトトレキサート血中濃度測定に及ぼすトリメトプリムの影響．医学のあゆみ，138：373-374，1986

75）Dawson JK, et al：Methotrexate and penicillin interaction. Br J Rheumatol, 37：807, 1998

76）Basin KS, et al：Severe pancytopenia in a patient taking low dose methotrexate and probenecid. J Rheumatol, 18：609-610, 1991

77）Chan J, et al：Leflunomide-associated pancytopenia with or without methotrexate. Ann Pharmacother, 38：1206-1211, 2004

索引

本書は『関節リウマチ治療におけるメトトレキサート（MTX）診療ガイドライン』（2016年発行）に加筆修正を加えた改訂版です

関節リウマチにおけるメトトレキサート（MTX）使用と診療の手引き 2023年版

『関節リウマチ治療におけるメトトレキサート（MTX）診療ガイドライン』として

2011年 4 月 5 日 第1版 第1刷発行
2013年11月25日 第1版 第5刷発行
2016年 9 月25日 第2版 第1刷発行
2016年11月30日 第2版 第2刷発行

『関節リウマチにおけるメトトレキサート（MTX）使用と診療の手引き』へ改題

2023年 4 月 1 日 第3版 第1刷発行
2023年 5 月15日 第3版 第2刷発行

ⓒ一般社団法人日本リウマチ学会, 2023
Printed in Japan

ISBN978-4-7581-2399-0

編 集　日本リウマチ学会ＭＴＸ診療ガイドライン小委員会

発行人　一戸裕子

発行所　株式会社 羊 土 社
〒101-0052
東京都千代田区神田小川町2-5-1
TEL　03（5282）1211
FAX　03（5282）1212
E-mail　eigyo@yodosha.co.jp
URL　www.yodosha.co.jp/

印刷所　三美印刷株式会社

関節リウマチにおける

メトトレキサート（MTX）
使用と診療の手引き
2023年版【簡易版】

日本リウマチ学会MTX診療ガイドライン小委員会／編

※本簡易版は本体から取り外して使用できます

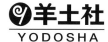

一般社団法人
日本リウマチ学会

羊土社
YODOSHA

関節リウマチにおける
メトトレキサート (MTX) 使用と診療の手引き
2023年版【簡易版】

---

1 適応

推奨① RAと診断された患者では，リスク・ベネフィットバランスに鑑みて，MTXを第1選択薬として考慮する．

推奨② 他のcsDMARDsの通常量を2～3カ月以上継続投与しても治療目標に達しないRA患者には，積極的にMTXの投与を考慮する．

---

2 禁忌と慎重投与

推奨③ 妊婦，本剤成分に対する過敏症，重症感染症，重大または高度の血液・リンパ系・肝・腎・呼吸器障害や大量の胸水・腹水を有する患者は投与禁忌である（表A）．高度ではない臓器障害を有する患者や，高齢者，低アルブミン血症を認める患者には，特に慎重に経過観察しながら投与する（表B）．

■表A 投与禁忌

1. 妊婦または妊娠している可能性やその計画のある患者，授乳中の患者
2. 本剤の成分に対して過敏症の既往歴のある患者
3. 重症感染症を有する患者
4. 重大な血液・リンパ系障害を有する患者 　① 骨髄異形成症候群，再生不良性貧血，赤芽球癆の病歴のある場合 　② 過去5年以内のリンパ増殖性疾患の診断あるいは治療歴のある場合 　③ 著しい白血球減少あるいは血小板減少 　　上記③の判定には以下の基準を目安とするが，合併症や併用薬などを考慮して判断する 　　❶ 白血球数 < 3,000/mm^3 　　❷ 血小板数 < 50,000/mm^3
5. 重大な肝障害を有する患者 　① B型またはC型の急性・慢性活動性ウイルス性肝炎を合併している場合 　② 肝硬変と診断された場合 　③ その他の重大な肝障害を有する場合
6. 高度な腎障害を有する患者 　上記の判定には，以下の基準を参考とする． 　• 透析患者や腎糸球体濾過量（GFR）< 30 mL/分/1.73 m^{2}に相当する腎機能障害
7. 高度な呼吸器障害を有する患者 　上記の判定には，以下の基準を参考とする． 　① 低酸素血症の存在（室内気でPaO$_2$ < 70 Torr） 　② 胸部画像検査で高度の間質性肺疾患の存在
8. 大量の胸水・腹水が存在する患者 　上記の判定には，以下の基準を参考とする． 　• 症状軽減などの治療を目的とした穿刺・排液の必要性がある場合

■表B　MTX慎重投与に相当する患者とその対応

	状態	対応
感染症リスクが高い	65歳以上の高齢者	肺炎球菌ワクチンの投与 インフルエンザワクチンを毎年投与
	潜在性結核感染症が疑われる例	イソニアジドの投与 →300 mg/日，低体重者では5 mg/kg体重/日
	ニューモシスチス肺炎の発症リスクが高いと判断される例	スルファメトキサゾール・トリメトプリムによる化学予防 →1錠または顆粒1 g/日を連日 　あるいは2錠または顆粒2 g/日を週3回
血液・リンパ系障害を有する	白血球数<4,000/mm^3 血小板数<100,000/mm^3 薬剤性骨髄障害の既往 ※白血球数<3,000/mm^3 　血小板数<50,000/mm^{3}は投与禁忌の目安	投与後，慎重に経過観察
	リンパ増殖性疾患の既往 ※過去5年以内の既往は投与禁忌	他の治療選択肢がないか十分に検討
	リンパ節腫脹	悪性リンパ腫を疑う臨床徴候がないことを確認した後，MTX投与を開始
低アルブミン血症を有する	血清アルブミン<3.0 g/dL	MTX減量投与を考慮
肝障害を有する	アルコール常飲者	飲酒を控えるように指導
	B型肝炎ウイルスキャリア，既往感染患者	MTX投与は極力避ける MTX投与が避けられない場合：抗ウイルス薬による治療を先行（消化器内科専門医と要相談）
	C型肝炎ウイルスキャリア	MTX投与開始前に消化器内科専門医などへの相談を考慮
	AST，ALT，ALP値が基準値の上限の2倍を超える場合	原因を精査し，投与可能か判断する 投与する場合は，低用量から開始する
腎障害を有する	腎糸球体濾過量（GFR） <60 mL/分/1.73m^{2}に相当する腎機能を有する場合 ※透析患者やGFR<30 mL/分/1.73m^{2}に相当する腎障害は投与禁忌	低用量よりMTX投与を開始 ※症状，末梢血検査，肝機能などの推移を注意深く観察
呼吸器障害を有する	画像検査で，間質性肺炎，COPD，非結核性抗酸菌症の疑い	精査（呼吸器専門医への相談も考慮）
	間質性肺炎（軽度）	少なくとも3カ月間は進行がないか経過観察（自覚症状，身体所見，画像所見） ※KL-6やSP-Dなどの血清バイオマーカーの値は参考程度にとどめる
胸水・腹水を認める	病状軽減などの治療を目的とした穿刺・排液の必要がない程度	低用量よりMTX投与を開始 ※症状，末梢血検査，肝機能などの推移を注意深く観察

3 用量・用法

1）用量（図A）

a）開始時投与量

推奨④ MTXは原則，経口投与では，6〜8 mg/週で開始する．開始時投与量は副作用危険因子や疾患活動性，予後不良因子を考慮して決定する．特に，予後不良因子をもつ非高齢者では，8 mg/週で開始することが勧められる．

皮下投与では，7.5 mg/週で開始する．

◇低用量で治療開始が勧められる症例

①高齢者，②低体重，③腎機能低下症例，④肺病変を有する症例，⑤アルコール常飲者，⑥ NSAIDs 複数内服症例．

b）増量および用量の調節と最大投与量

推奨⑤ MTX治療開始後，4週間経過しても治療目標に達しない場合は増量する．通常，経口投与の増量は1回に2 mgずつ行う．高疾患活動性，予後不良因子をもつ非高齢者では，2週ごとに2 mgあるいは4週ごとに4 mgずつ迅速に増量してもよい．

皮下投与では，通常，4週を目安に2.5 mgずつ増量してもよい．

推奨⑥ 副作用危険因子がなく，忍容性に問題なければ，経口投与では，10〜12 mg/週まで増量する．効果が不十分であれば，最大16 mg/週（皮下投与は15 mg/週）まで漸増することができるが，他のcsDMARDs，生物学的製剤やJAK阻害薬の併用を考慮してもよい．

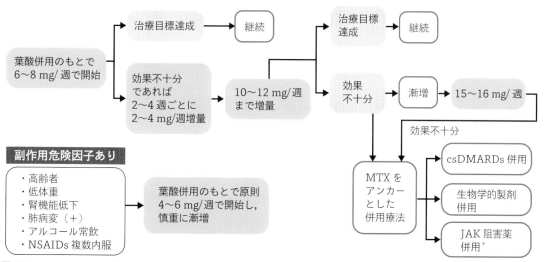

■ 図A　MTX開始時投与量とその後の用量調節

経口投与から皮下投与への切り替えは推奨7と表C参照．

＊医療経済面と長期安全性を考慮して生物学的製剤併用を優先する．

c） 皮下注射製剤の使用上の注意

推奨⑦ MTX経口投与から皮下投与へ切り替える場合には，経口投与6 mg/週は皮下投与7.5 mg/週，経口投与8または10 mg/週は皮下投与7.5または10 mg/週，経口投与12〜16 mg/週は皮下投与10または12.5 mg/週を目安とする（表C）．初回から15 mg/週を皮下投与しないこと．切り替えた後にはMTX開始または増量時と同様の頻度でモニタリングを行う．

■ 表C　経口投与から皮下投与へ切り替える場合の用量調整

経口製剤		皮下注射製剤
6	➡	7.5
8または10	➡	7.5または10
12〜16	➡	10または12.5

(mg/週)

2）用法

推奨⑧ 経口投与の場合は，1週間あたりのMTX投与量を1回または2〜3回に分割して，12時間間隔で1〜2日間かけて投与する．1週間あたりの全量を1回投与することも可能であるが，8 mg/週を超えて投与するときは，分割投与が望ましい（図B）．
皮下投与の場合は，1週間間隔で単回投与する．

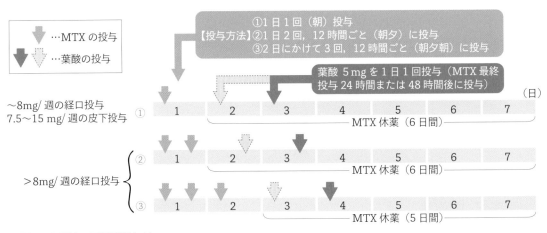

■ 図B　MTXの用量別投与法

3）併用療法におけるMTX

a）MTXと従来型合成抗リウマチ薬（csDMARDs）との併用療法

推奨⑨　MTXを十分量継続的に使用しても治療目標に達しない場合は，csDMARDsの併用は選択肢の1つである．

b）MTXと生物学的製剤との併用療法

推奨⑩　MTXを十分量継続的に使用しても治療目標に達しない場合は，生物学的製剤の使用を考慮すべきである．生物学的製剤使用の際は，MTXに追加併用することで，より高い効果が期待できる．

c）MTXとJAK阻害薬との併用療法

推奨⑪　MTXを十分量継続的に使用しても治療目標に達しない場合は，JAK阻害薬の使用を，長期安全性が十分に確立していないことを含めて考慮すべきである．

d）各併用療法におけるMTX用量

推奨⑫　他のcsDMARDs，生物学的製剤やJAK阻害薬と併用して使用する際，MTXの用量は，MTX単剤治療の場合と同様に，経口投与で最大16 mg/週まで使用できる．副作用リスクがある症例では生物学的製剤併用時にMTXの減量を考慮してもよい．

4 葉酸製剤の投与法（図A）

推奨⑬　葉酸製剤の併用投与は，MTXの開始用量にかかわらず全例で強く勧められる．特に，肝機能障害，消化器症状，口内炎の予防に有用である．

推奨⑭　一般的に，葉酸5 mg/週を，MTX最終投与後24〜48時間後に投与する．葉酸は，通常，フォリアミン®を使用するが，重篤な副作用発現時には，フォリン酸のロイコボリン®を使用する（ロイコボリン®レスキュー）注．

注）ロイコボリン®レスキュー（ロイコボリン®救済療法）

　　　重篤な副作用発現時（重篤あるいは症状を伴う血球減少症など）にはMTXを中止するとともに，フォリン酸であるロイコボリン®投与を行う．ロイコボリン®錠10 mgを6時間ごとに経口投与，あるいはロイコボリン®注6〜12 mgを6時間ごとに筋肉内（やむをえない場合は静脈内）投与する（ロイコボリン®の1日投与量はMTX投与量の3倍程度を目安とする．MTX 8 mg/週投与中であればロイコボリン®は24 mg/日程度）．MTXの排泄を促す目的で十分な輸液と尿のアルカリ化を行う．ロイコボリン®投与は副作用が改善するまで行う．

5 投与開始前検査

推奨⑮ MTX投与開始前に，RA疾患活動性評価ならびにMTXの副作用危険因子の評価に必要な問診と診察，末梢血検査，炎症マーカー，生化学検査，免疫血清学的検査，尿一般検査，胸部単純X線検査，関節単純X線検査に加え，肝炎ウイルスと結核のスクリーニング検査を実施する（表D）.

■ 表D　MTX投与開始前検査

血液検査	すべての患者	末梢血検査（白血球分画，MCVを含む）
		炎症マーカー（CRP，赤血球沈降速度）
		生化学検査（総ビリルビン，AST，ALT，ALP，γ-GTP，LDH，アルブミン，Cr，BUNなど）
		免疫血清学的検査（IgG，IgM，IgA，MMP-3，RF，抗CCP抗体）
		肝炎ウイルス検査（HBs抗原，HBs抗体，HBc抗体，HCV抗体）
		HBs抗原陰性で，HBc抗体あるいはHBs抗体陽性 ⇒ HBV-DNA測定
		HBs抗原陽性 ⇒ HBe抗原，HBe抗体，HBV-DNA
尿一般検査	すべての患者	蛋白，潜血，糖
画像検査	すべての患者	胸部単純X線検査（正面，あるいは正面と側面）
		関節単純X線検査（手，足部，その他の罹患関節）
結核検査	すべての患者	インターフェロンγ遊離試験（IGRA），ツベルクリン反応検査
肺疾患関連検査	間質性肺炎，COPD，深在性真菌症，非結核性抗酸菌症等の肺疾患の存在が疑われる場合	経皮的酸素飽和度（SpO$_2$），肺機能検査，胸部高分解能CT（HRCT），間質性肺炎血清マーカー（KL-6/SP-D），β-D-グルカン，抗MAC-GPL core IgA抗体測定を考慮

COPD：chronic obstructive pulmonary disease（慢性閉塞性肺疾患），
MAC：*Mycobacterium avium* complex，GPL：glycopeptidolipid

6 投与中のモニタリング

推奨⑯ MTX投与開始後，安全性と有効性のモニタリングのために定期的な検査（血液・尿・画像検査など），身体評価および関節評価を行う（表E）．

血液・尿検査はMTX投与開始後あるいは増量後，3カ月以内は2〜4週ごとに行うのが望ましい．検査項目として，末梢血検査，炎症マーカー，生化学検査および尿一般検査を実施する．有効性と安全性が確認され，MTXの投与量が安定した後は，検査間隔を4〜12週ごとに延長することも可能であるが，その際は慎重に決定する．

胸部単純X線検査，関節単純X線検査は年1回程度施行する．有効性の判定は，RA疾患活動性評価，血液検査，関節画像検査，身体機能評価を用いて行う．

■ 表E　MTX投与中のモニタリング

安全性モニタリング			
身体所見		発熱，全身倦怠感，口内炎，咽頭痛，息切れ，呼吸困難，咳嗽，喀痰，嘔気，胃痛，食欲不振，下痢，排尿時痛，頻尿，残尿感，脱水症状，尿量減少，浮腫，皮下出血，リンパ節腫脹など	● 2〜4週ごと（開始後あるいは増量後3カ月以内） ● 4〜12週ごと（その後，有効性と安全性が確認され，投与量が安定している場合に検査間隔を慎重に決定）
血液検査		末梢血検査（白血球分画，MCVを含む） 炎症マーカー（CRP，赤血球沈降速度） 生化学検査（総ビリルビン，AST，ALT，ALP，γ-GTP，LDH，アルブミン，Cr，BUNなど）	
尿一般検査		蛋白，潜血，糖	
B型肝炎検査		HBV-DNA（HBs抗原陰性で，HBc抗体またはHBs抗体が陽性の場合）	● 開始後6カ月以内は月1回 ● 6カ月後以降は3カ月ごと
肺疾患関連検査	すべての患者	胸部単純X線（正面）	無症状なら年1回程度
	胸部疾患合併例	胸部単純X線（正面，あるいは正面と側面）	適宜
		経皮的酸素飽和度（SpO$_2$），肺機能検査，胸部高分解能CT（HRCT），間質性肺炎血清マーカー（KL-6，SP-D），β-D-グルカン，インターフェロンγ遊離試験（IGRA），抗MAC-GPL core IgA抗体など	適宜

有効性モニタリング		
疾患活動性評価	DAS28，SDAI，CDAIなど	治療開始後は4〜8週ごと，寛解または，低疾患活動性を3カ月以上維持後は評価間隔の延長可能
血液検査	CRP，赤血球沈降速度	● 2〜4週ごと（開始後あるいは増量後3カ月以内） ● 4〜12週ごと（その後）
	MMP-3	12週ごと
	RF	24〜52週ごと
画像検査	関節単純X線検査（手，足部，その他の罹患関節）	年1回程度
身体機能評価	HAQ-DI	24〜52週ごと

MAC：*Mycobacterium avium* complex，GPL：glycopeptidolipid

7 周術期の対応

推奨⑰ 整形外科手術の周術期において，MTX の休薬は不要である．

8 妊娠・授乳希望時の対応

推奨⑱ MTX 投与にあたり，あらかじめ児へのリスクを説明し，内服中は避妊させる．妊婦または妊娠している可能性のある女性には MTX の投与は禁忌である．妊娠する可能性のある女性に投与する場合は，投与中および投与終了後少なくとも 1 月経周期は妊娠を避けるよう指導する．授乳中の MTX 投与は禁忌である．

9 副作用への対応（表F）

1）一般的注意と患者教育

推奨⑲ MTX 投与開始時には，副作用の予防・早期発見・早期対応のために，多職種連携により，患者に特有の服薬方法とともに，主な副作用の初期症状を十分説明し，投与継続中も患者教育をくり返し実施する．骨髄障害，間質性肺疾患，感染症，リンパ増殖性疾患などの重大な副作用については，過去に報告のある危険因子の評価と予防対策を実施し，発生時には適切な対処をすみやかに行う．

2）骨髄障害

推奨⑳ MTX による骨髄障害はしばしば致死的となるため，危険因子を熟慮したうえで過量投与にならないよう注意する．高齢，腎機能障害など高リスク例では低用量から開始する．誘因となる脱水徴候があるときや口内炎が多発したときには，服薬しないように説明する．

3）間質性肺疾患（MTX 肺炎）

推奨㉑ ① MTX 肺炎では特に，初期症状に関する患者教育が重要である．MTX 投与開始時および使用中は，原因の明らかではない乾性咳嗽，息切れ，呼吸困難感が現れたときは，すみやかに受診をするよう説明する．
② MTX 肺炎は投与開始後 2 ～ 3 年以内に発生することが多いが，投与期間の長い症例にも発生する可能性があるので，投与中は常に念頭におく．投与開始時および経過中は定期的に胸部画像を評価する．
③ MTX 肺炎が疑われたときには，すみやかに他の疾患を除外し，中等量～高用量副腎皮質ステロイドを中心とした必要な治療を開始する．

4）感染症（ウイルス性肝炎を除く）

推奨㉒
① MTX投与前は感染症のスクリーニング検査を確実に実施し，感染症リスクを評価するとともに，抗結核薬，スルファメトキサゾール・トリメトプリム（ST合剤）の投与などの適切な予防対策を講じる．
② 早期発見と重症化を防ぐ目的で，感染が疑われる際の症状，休薬と早期受診について患者教育を行う．
③ 頻度が高いMTX投与中の感染症として，約半数を占める呼吸器感染症と帯状疱疹の発現に注意して観察する．
④ MTX投与中の感染症の予防，重症化阻止の目的で，生ワクチン以外のワクチン接種（インフルエンザ，肺炎球菌，SARS-CoV-2）は積極的に検討する．

5）消化管障害

推奨㉓ MTX投与にあたり，口内炎や嘔気などの消化管障害が生じうることを投与開始時に説明する．発生時には葉酸（フォリアミン®）の増量や制吐薬が有効である場合がある．

6）肝障害（HBV再活性化を含む）

推奨㉔ MTX投与開始前には慢性肝疾患に関連する生活習慣の聴取，肝機能検査（総ビリルビン，AST，ALT，ALP，γ-GTPなど），肝炎ウイルスのスクリーニング検査（HBs抗原，HBs抗体，HBc抗体，HCV抗体）を確実に実施し，経過中は定期的にモニタリングを行う．MTXによる肝機能障害の予防のうえからも全例で葉酸製剤の併用が推奨される．

7）リンパ増殖性疾患（LPD）

推奨㉕ MTX投与中にリンパ増殖性疾患（LPD）を疑う症状，徴候，検査異常を認めた場合は，MTXおよび併用している免疫抑制薬をただちに中止する．RA患者において免疫抑制薬治療中に発生するLPD（OIIA-LPD）は節外病変が高頻度であるため，軟部組織腫瘤・難治性口内炎などについても，必要に応じて血液内科や関連診療科にコンサルトする．OIIA-LPD後のRA治療は，免疫抑制薬を極力避け，MTXの再開は原則行わない．

8）薬物相互作用

推奨㉖ MTXとの相互作用が知られている薬物の併用時には副作用の発現・増強に留意する．副作用発現時には必要に応じてMTXまたは併用薬の投与量の調整を考慮する．

■表F　MTXによる主な副作用の危険因子・予防対策・発生時の対処法

危険因子・誘因	予防対策	発生時の対処法
骨髄障害		
●腎機能障害 ●高齢 ●葉酸欠乏 ●多数薬剤（5剤以上）の併用 ●低アルブミン血症 ●脱水（発熱，摂食不良，嘔吐・下痢，熱中症）	① 過量投与，誤服用防止のため，薬剤師と連携 ② 高度腎機能障害患者（GFR<30 mL/分/1.73m²），透析患者に対しては投与しない ③ 高齢者，中等度腎障害患者（GFR<60 mL/分/1.73m²），薬剤性骨髄障害の既往を有する患者には慎重に投与 ④ 口内炎の悪化，白血球分画，MCV，腎機能をモニタリング	① MTXをただちに中止．専門医療機関に紹介 ② 頻回の末梢血検査で，骨髄の回復を確認 ③ 重症な場合（大球性貧血<8 g/dL，白血球<1,500/mm³，血小板<50,000/mm³）では，活性型葉酸であるロイコボリン®レスキューと十分な輸液を行う
間質性肺疾患（MTX肺炎）		
●既存のRAに伴う肺病変 ●高齢 ●糖尿病 ●低アルブミン血症 ●過去のDMARDs使用歴 ※危険因子がない症例での発生も少なくない	早期発見対策として 患者にMTX肺炎の初期症状を説明し，症状が急性あるいは亜急性に出現した場合には，MTXを中止し，医療機関へ連絡と可及的すみやかな受診をするように指示	① MTXをただちに中止．専門医療機関に紹介し，MTX肺炎，呼吸器感染症，RAに伴う肺病変を鑑別 ② 必要に応じ呼吸器専門医にコンサルト ③ 鑑別のために聴診，SpO₂，胸部単純X線検査，胸部CT検査（HRCTが望ましい），β-D-グルカンなどの検査を行う ④ 副腎皮質ステロイドを含む各病態に対する治療を早急に検討し開始する
感染症		
●高齢 ●既存肺疾患 ●関節外症状 ●糖尿病 ●副腎皮質ステロイド使用 ●過去3年以内の重篤な感染症の既往 ●腎機能障害 ●骨髄障害 ●日和見感染症の既往 ●慢性感染症の合併	① 合併感染症の治療を先行させ，治癒を確認 ② 肺炎球菌ワクチン（65歳以上）を積極的に実施 ③ インフルエンザワクチン接種を積極的に実施 ④ 結核再燃リスクが高い症例には，適切な抗結核薬による潜在性結核の先行治療を考慮 ⑤ ニューモシスチス肺炎発症リスクが高い症例には，ST合剤による化学予防を考慮．ST合剤が使用できない症例では，ペンタミジンイセチオン酸塩吸入，またはアトバコン内用懸濁液の使用を考慮 ⑥ 症状・画像から非結核性抗酸菌症が疑われる場合，喀痰検査，HRCT検査，抗MAC-GPL IgA抗体を測定し，必要に応じて呼吸器専門医などにコンサルト	① ただちにMTXを中止．専門医療機関に紹介 ② 病原体の同定を進め，適切な抗菌薬，抗真菌薬，抗ウイルス薬などにより治療．必要に応じて，感染症専門医などにコンサルト
消化管障害		
●明らかな危険因子はない	葉酸製剤をMTX投与開始時から併用	① 葉酸（フォリアミン®）の増量を検討 ② MTXの単回投与から朝夕分割投与を検討 ③ MTXの皮下注射製剤への変更を検討

（次ページへ続く）

（表F続き）

危険因子・誘因	予防対策	発生時の対処法
肝障害（HBV再活性化を含む）		
● 慢性ウイルス性肝炎 ● 肝炎ウイルスキャリア ● その他の慢性肝疾患（脂肪肝含む）	① MTX投与中はAST，ALT，ALP，アルブミンなどを継続的にモニタリング ② 肝炎ウイルスキャリア・既往感染のRA患者に対する対策 　a）HBVキャリア：MTX投与を極力回避．やむを得ず投与する場合は，消化器内科専門医の管理のもと，抗ウイルス薬の予防投与を併用し，慎重にモニタリング 　b）HBV既往感染（HBs抗原陰性，HBc抗体またはHBs抗体陽性）：MTX投与中の再活性化が報告されているので慎重にモニタリング 　c）HCVキャリア：抗ウイルス薬治療に関して，まず消化器内科専門医などへ相談を考慮．ウイルス性肝炎増悪の可能性が否定できないため，リスク・ベネフィットバランスを慎重に検討 ③ 用量依存性肝障害に対する対策：葉酸製剤の併用を推奨 ④ NAFLD・NASHのリスクを評価し，高リスク患者では経過に応じて消化器内科専門医への相談を検討	① 肝炎ウイルスキャリア・既往感染のRA患者における肝障害：MTX中止の可否も含めて，ただちに消化器内科専門医にコンサルト ② 肝炎ウイルス非感染患者における肝障害： 　a）MTX投与中のASTまたはALTが基準値上限の3倍以内に上昇した場合：MTX投与量を調整，あるいは葉酸製剤の増量を考慮 　b）ASTまたはALTが基準値上限の3倍を超えて増加した場合：MTXを一時中止もしくは減量するか，葉酸製剤の増量を行う 　c）肝機能が改善しない場合：肝機能障害の他の原因を検索するとともに，専門医へのコンサルトを考慮
リンパ増殖性疾患（LPD）		
● 高齢 ● RA患者に発生するLPDの危険因子は明らかではない	早期発見対策として ① 好発時期はない．MTX使用中，原因不明の発熱，寝汗，体重減少，リンパ節腫大，皮下腫瘤，持続性・難治性咽頭痛，肝脾腫，白血球分画の異常（リンパ球減少），貧血・血小板減少，高LDH血症およびRA増悪のないCRP上昇などを認めた場合はLPDを鑑別 ② リンパ節外が原発であることも多い．皮膚病変，咽頭・扁桃病変，軟部組織腫大，異常肺陰影の出現などにも注意 ③ 患者に，頸部や腋窩などにリンパ節の腫脹を見つけた際には，すぐ受診するようあらかじめ説明しておく	① LPDが疑われた場合には，MTXと併用している生物学的製剤や免疫抑制薬を中止 ② LPDが疑われる部位により皮膚科，耳鼻咽喉科，血液内科などの関連診療科にコンサルト ③ 半数以上の症例では薬剤中止のみで軽快するが，免疫抑制療法中止のみでは消退しない場合（リンパ球数の減少が改善しないことが多い）には，生検を積極的に考慮．リンパ腫と診断された場合には化学療法などを考慮 ④ LPD消退後のRA治療は，免疫抑制薬を極力避け，MTXの再開は再発のリスクを考慮し原則行わない

※ MTXとの相互作用が知られている薬物の併用時には，副作用の発現・増強に注意

本簡易版は，「関節リウマチにおけるメトトレキサート（MTX）使用と診療の手引き2023年版」より一部を抜粋したものです．詳細は書籍本体をご覧ください．

発行所：株式会社 羊土社

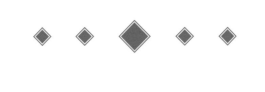